COORDENAÇÃO DE HELOÍSA CESTARI

Pilates
IOGA & TREINO FUNCIONAL

1ª EDIÇÃO • BRASIL • 2017

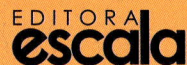

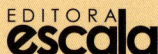

Pilates, Ioga & Exercício Funcional
Copyright Editora Escala Ltda. 2017
ISBN 978-85-389-0242-3

Direção Editorial Ethel Santaella
Supervisão Editorial Renata Armas
Textos Ana Carolina Nogueira, Clara Ribeiro, Fernanda de Almeida, Ivan Alves, Ivonete Lucirio, Jhennifer Moises, Leonardo Valle, Karina Fusco, Letícia Ronche, Natasha Franco, Priscila Pegatin, Rita Santander, Romulo Osthues e Sílvia Dalpicolo

livrosescala@escala.com.br

REALIZAÇÃO

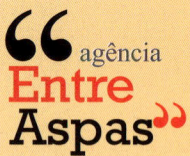

AGÊNCIA ENTRE ASPAS
www.agenciaentreaspas.com.br

Coordenação editorial Heloísa Cestari
Textos Beatriz Vaccari, Bianca Bellucci, Heloísa Cestari e Marcella Blass
Projeto gráfico e edição de arte Alexandre Nani
Imagens 123RF, Escala Imagens, Shutterstock e TV Globo

Dados Internacionais de Catalogação na Publicação (CIP)
(Câmara Brasileira do Livro, SP, Brasil)

```
Pilates : ioga & exercício funcional / coordenação de
   Heloísa Cestari. -- 1. ed. -- São Paulo : Editora
   Escala, 2017.

   ISBN: 978-85-389-0242-3

   1. Ioga 2. Pilates (Método de exercícios físicos)
3. Saúde - Promoção I. Cestari, Heloísa.

17-08444                                      CDD-613.71
```

Índices para catálogo sistemático:

1. Pilates : Exercícios físicos : Promoção da saúde 613.71

Todos os direitos reservados. Nenhuma parte deste livro pode ser reproduzida por quaisquer meios existentes sem autorização por escrito dos editores e detentores dos direitos.
Av. Profª. Ida Kolb, 551, Jardim das Laranjeiras, São Paulo, CEP 02518-000
Tel.: +55 11 3855-2100 / Fax: +55 11 3857-9643
Venda de livros no atacado: tel.: +55 11 4446-7000 / +55 11 4446-7132
vendas@escala.com.br * www.escala.com.br
Impressão e acabamento: Gráfica Oceano

Corpo e mente em equilíbrio

"**Se aos 30 anos você está sem flexibilidade e fora de forma, você é um velho. Mas se aos 60 está flexível e forte, você é um jovem**", já dizia o alemão Joseph Hubertus Pilates (1880-1967), criador de um dos métodos mais revolucionários de condicionamento físico, que utiliza a mente e o peso do próprio corpo para reeducar a postura, fortalecer os músculos e aliviar dores crônicas sem oferecer impacto. Autodidata, ele desenvolveu a técnica em plena Primeira Guerra Mundial, e reabilitou muita gente.

Já o ioga e os conceitos embrionários do treino funcional surgiram há milênios. Não à toa, a prática indiana descrita pela primeira vez no *Yoga Sutra* apresenta hoje mais de 400 variações e soma 200 milhões de adeptos mundo afora, enquanto que o exercício funcional, praticado desde a Grécia Antiga, virou o queridinho de muitos atletas e celebridades.

Embora tenham histórias e filosofias bastante distintas, os três métodos guardam muita coisa em comum. Para começar, todos partem da premissa de que a verdadeira saúde reside no equilíbrio entre corpo e mente. Também consideram que poucos movimentos realizados de maneira correta podem valer por muitas horas de ginástica. Fora isso, todos proporcionam elasticidade, resistência muscular e trabalham a consciência corporal.

Nesta edição, você confere os fundamentos das três modalidades; os benefícios que trazem à saúde; os alimentos mais indicados para cada atividade e aprende o jeito certo de praticar alguns movimentos sem sair de casa. Assim, fica mais fácil descobrir qual método se encaixa melhor ao seu perfil. Afinal, como também dizia Pilates, a ideia é que se "realize o exercício com o mínimo de esforço e o máximo de prazer".

Boa leitura!

Heloísa Cestari
Editora

ÍNDICE

08
INTRODUÇÃO
4 passos para equilibrar corpo, mente e espírito de maneira simples e natural

14
CAPÍTULO 1
Condicione seu físico com pilates
- História do pilates 16
- Fundamentos do pilates 18
- Por dentro dos equipamentos 22
- 10 benefícios do pilates 24
- Pratique pilates em casa 26
- Exercícios para dor nas costas 28
- Exercícios para osteoporose 30

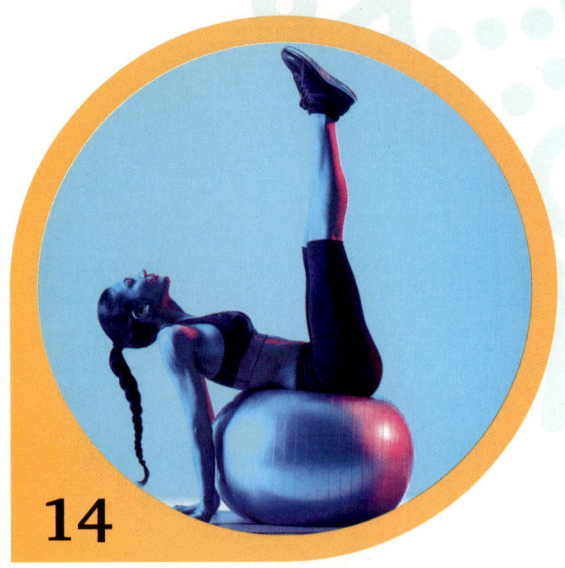

14

32
CAPÍTULO 2
Equilibre corpo e mente com ioga
- História do ioga 34
- Fundamentos do ioga 36
- Os oito estágios da plenitude 39
- Escolha o melhor método para você 40
- 10 motivos para praticar ioga 42
- Posturas clássicas para praticar em casa 44
- Posições para aliviar a TPM 46
- Posições para dor de estômago 47
- Posições para baixar a pressão arterial 48

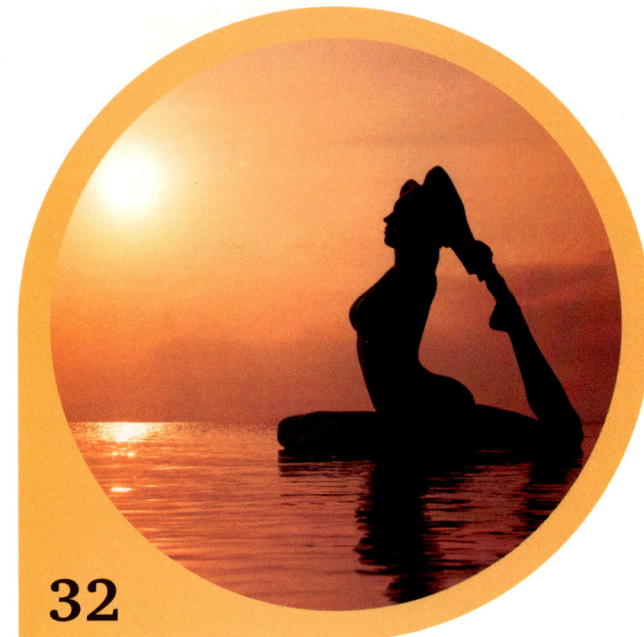

32

50
CAPÍTULO 3
O beabá do treino funcional
- História 52
- Fundamentos 54
- Pratique em casa 56
- Exercícios para depressão 58
- Exercícios para diabetes 60

50

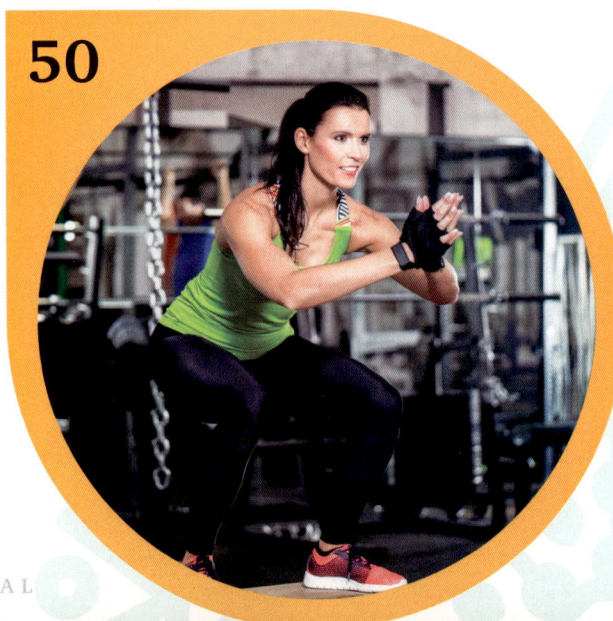

62
CAPÍTULO 4
Tratamento natural contra doenças
Os benefícios terapêuticos do pilates, ioga e treino funcional para vários problemas de saúde
- Dores nas costas 64
- Transtorno bipolar 64
- Enxaqueca 65
- Inflamações 65
- Escoliose 65
- Câncer 66
- Osteoporose 66
- TPM 67

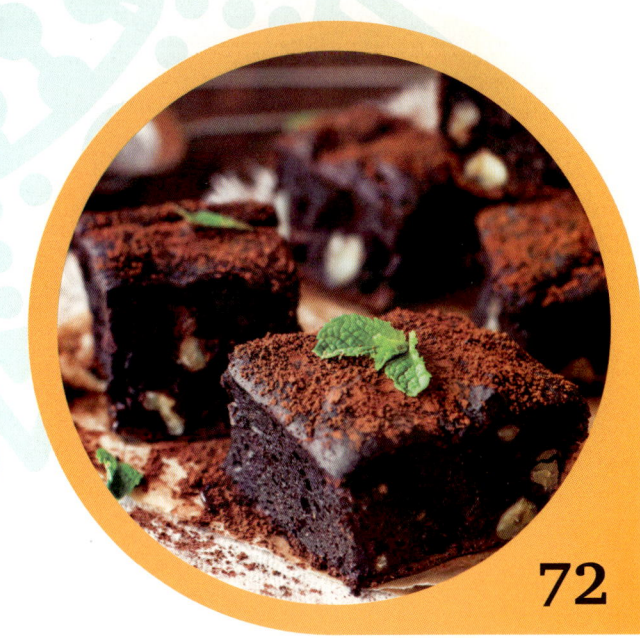

Falta de memória 67
Crianças hiperativas 68
Senilidade e AVC 70
Insuficiência cardíaca 70
Arritmia cardíaca 71

72
CAPÍTULO 5
Receitas para turbinar os resultados
Os alimentos certos para cada prática 74
Tapioca de linhaça com atum selado 76
Brownie fit com chia e óleo de coco 77
Quiche de espinafre com inhame 78
Muffin de banana 79
Pão de queijo de batata-doce 80
Sorvete termogênico pré-treino 81

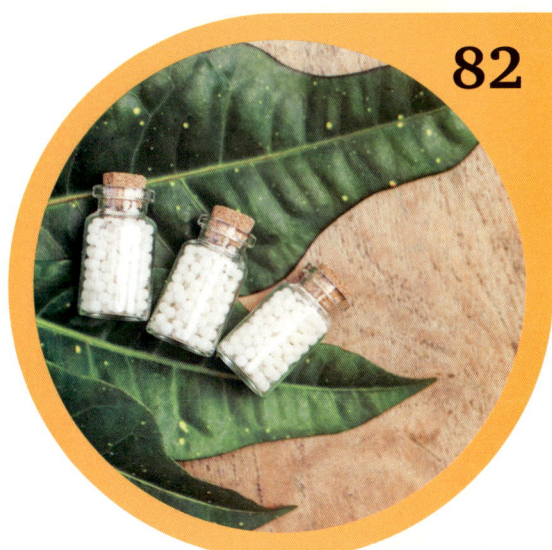

82
CAPÍTULO 6
Conheça outras terapias
Os fundamentos, aplicações e benefícios de algumas práticas integrativas disponíveis no SUS

Dança Circular Sagrada 84
Naturopatia 85
Shantala 85
Meditação 86
Homeopatia 86
Musicoterapia 87
Osteopatia 87
Terapia Comunitária Integrativa 88
Ayurveda 88
Termalismo Social/Crenoterapia 89
Reflexoterapia 89

90
CAPÍTULO 7
Em caso de dúvidas, consulte aqui
Especialistas respondem perguntas frequentes sobre pilates, ioga e treinamento funcional

96
ÍNDICE REMISSIVO

97
COLABORADORES

98
VOCÊ SABIA?
5 curiosidades sobre pilates e ioga

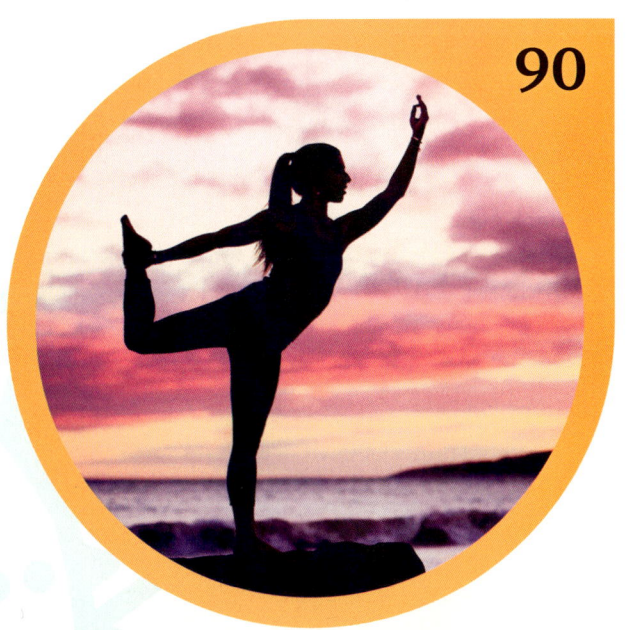

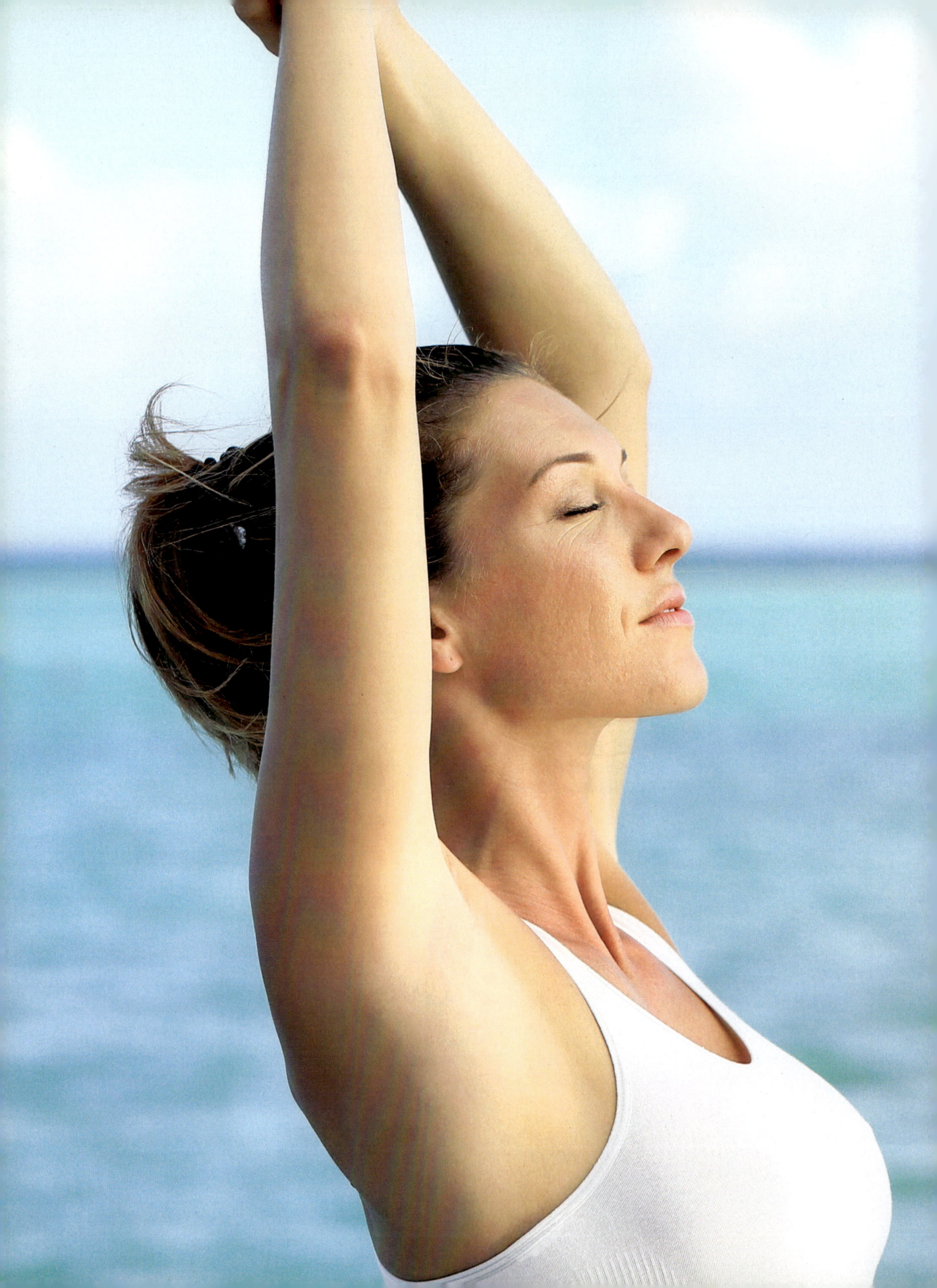

INTRODUÇÃO

4 PASSOS PARA UMA *saúde melhor*

Antes de começar a praticar pilates, ioga ou exercício funcional, adote um estilo de vida que ajude a equilibrar corpo, mente e espírito de maneira simples e natural

INTRODUÇÃO
4 PASSOS PARA UMA SAÚDE MELHOR

1 Exercite-se regularmente

A prática de atividades físicas — mesmo que sejam apenas aqueles 10 minutinhos diários — ajuda a manter a saúde, pois libera substâncias no organismo que promovem a sensação de bem-estar, como a endorfina e a serotonina. Isso aumenta a disposição para o trabalho e torna o dia mais prazeroso.

Um dos principais benefícios de quem se exercita com frequência é quebrar a inércia corporal e permitir que a mente se desligue por alguns momentos das preocupações, o que contribui para atenuar o cansaço físico e o estresse do dia a dia. Além disso, quando as causas da fadiga e do desânimo não estão ligadas a fatores físicos ou psicológicos, incorporar um pouco de movimento à rotina dá mais energia e vigor. "O indivíduo que pratica algum tipo de esporte vive mais e melhor", lembra o professor Jacob Jehuda Faintuch, da Clínica Médica do Hospital das Clínicas na Faculdade de Medicina da Universidade de São Paulo (USP).

Vários estudos comprovam a importância da prática regular de exercícios para ter bem-estar, qualidade de vida e manter o equilíbrio do organismo. De acordo com a Organização Mundial da Saúde (OMS), a atividade física é fator determinante do gasto energético e fundamental para o balanço de energia e perda de peso. Já foi demonstrado que quem adota um estilo de vida ativo reduz o risco de doenças coronarianas, acidente vascular cerebral (AVC), diabetes, hipertensão, depressão, entre outros problemas de saúde.

Para espantar de vez o sedentarismo e estabelecer uma rotina de atividades viável, no entanto, é preciso criar um cronograma que considere fatores como tempo livre disponível e lugar — não adianta, por exemplo, planejar duas horas diárias de caminhada em um parque longe de casa ou do trabalho.

Os horários também devem ser levados em consideração. Segundo Christian Barbosa, gestor de tempo e autor do livro *Equilíbrio e Resultado*, se você escolher momentos muito próximos aos do expediente, a chance de imprevistos acontecerem é grande. Por isso, nas primeiras semanas, prefira horários alternativos, como no fim da noite ou de manhã bem cedo. Assim, você não corre o risco de cancelar a caminhada ou a ida até a academia logo de cara e vai ganhando disciplina. Em tempo, lembre-se: escolher uma atividade que seja prazerosa é o primeiro passo para sair do sedentarismo e não voltar mais.

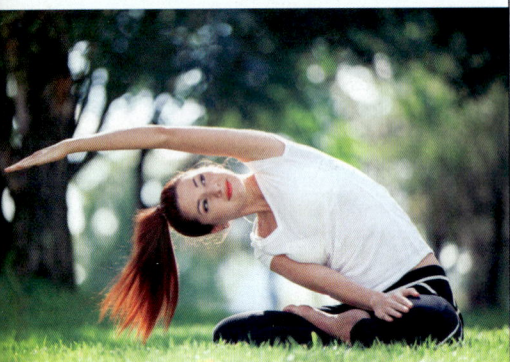

DICAS PARA TER ENERGIA EXTRA

- **Alongue-se:** a cada hora de trabalho, você deve parar de 5 a 10 minutos para se alongar.

- **Ande com frequência:** caminhe no ambiente de trabalho ou mesmo em casa.

- **Mantenha-se disposto:** fique aberto para atividades físicas não programadas, como subir e descer lances de escada, estacionar o carro mais distante ou descer do ônibus um ponto antes.

- **Alie-se à tecnologia:** utilize um pedômetro na cintura para contar quantos passos você deu ao longo do dia e descobrir se é sedentário. Uma pessoa ativa deve caminhar cerca de 10 mil passos por dia.

Renove a dieta diária

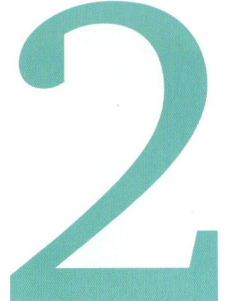

Há cerca de 2.500 anos, o grego Hipócrates, considerado o pai da medicina, já dizia: "Que seu remédio seja seu alimento e que seu alimento seja seu remédio". Depois disso, outros estudiosos perceberam que algumas populações, — cada uma com um tipo diferente de alimentação — tinham menor incidência de certas doenças. Mas só nas últimas décadas conseguiu-se comprovar cientificamente que as funções da comida vão, de fato, muito além de matar a fome, e que cada ingrediente tem seus efeitos sobre a saúde.

Daí a importância de fazer refeições variadas, que ofereçam ao organismo todos os componentes essenciais para o seu bom funcionamento (carboidratos, vitaminas, minerais, proteínas, gorduras e açúcares). "Uma alimentação correta pode evitar o aparecimento de diversas doenças. Para isso, coma várias vezes ao dia, mastigue devagar, não exagere nos doces, evite gorduras em excesso, principalmente as de origem animal, e ingira uma quantidade adequada de líquidos e fibras", sugere André Siqueira Matheus, gastroenterologista e pesquisador da USP.

A ideia é comer de tudo, desde que com moderação. Fernanda Machado Soares, nutricionista e membro da Sociedade Brasileira de Alimentação e Nutrição (SBAN), alerta que alguns desejos podem indicar carência de determinados nutrientes no organismo. "A vontade de comer batata frita, por exemplo, pode significar uma baixa concentração de zinco e triptofano, que desencadeia um desequilíbrio de insulina e desperta o apetite por carboidratos", explica.

De modo geral, recomendam-se refeições fartas em frutas, verduras e legumes, e escassas em sal, açúcares e gorduras de origem animal. Bebidas alcoólicas e alimentos industrializados também devem ficar de fora da lista do supermercado. Seus parceiros na gangue do mal são as frituras e a farinha refinada, que deve ser trocada por alimentos integrais e ricos em fibras. "Também vale evitar itens com conservantes, corantes e agrotóxicos (por sobrecarregarem o sistema de limpeza do organismo, principalmente o fígado), além dos potencialmente alergênicos (como o leite e o glúten, que interferem no processo de digestão e equilíbrio intestinal)", lembra Mariana Duro, nutricionista funcional.

Por fim, valorize o momento de cada refeição. "Evite se alimentar enquanto exerce outra atividade, como na frente da televisão ou do computador. Essa atitude é essencial para quem quer ter saúde e não sofrer problemas gástricos", completa o gastroenterologista e professor da Universidade de Campinas (Unicamp) José Carlos Pareja.

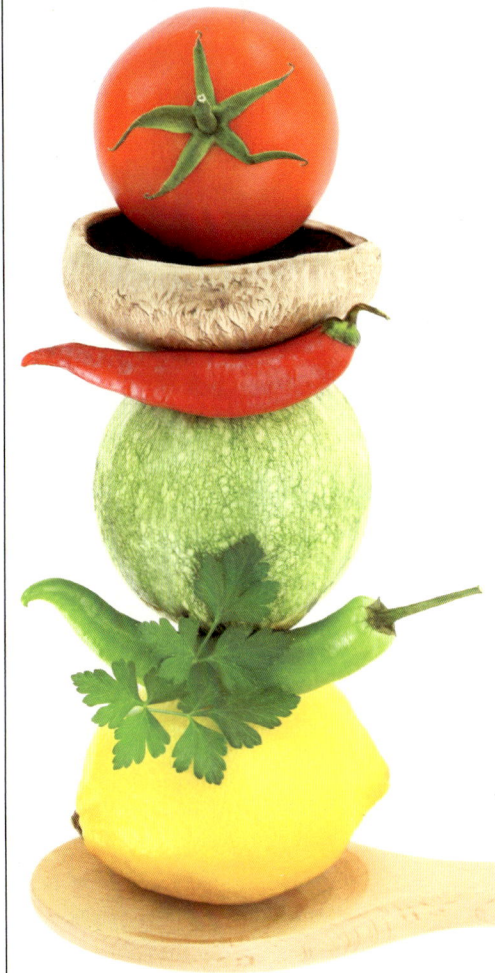

Refeições fartas em frutas, verduras e legumes ajudam a evitar o aparecimento de vários problemas de saúde

INTRODUÇÃO
4 PASSOS PARA UMA SAÚDE MELHOR

3 Tenha uma boa noite de sono

Pouca gente faz a associação, mas, além do cansaço, do raciocínio lento, da sonolência e dificuldade de manter o foco durante o dia, não dormir bem provoca danos sérios à saúde. "Uma pessoa que não dorme direito compromete o seu sistema imunológico e tem tendência a desenvolver obesidade, doenças cardiovasculares e gastrointestinais, além da perda crônica da memória", afirma a terapeuta ocupacional Cristina Cury.

A probabilidade de desenvolver diabetes também aumenta. Isso porque a falta de sono inibe a produção de insulina (hormônio que retira o açúcar do sangue) pelo pâncreas e eleva a quantidade de cortisol, o hormônio do estresse, que tem efeitos contrários aos da insulina. "Em um estudo, homens que dormiram apenas quatro horas por noite durante uma semana passaram a apresentar intolerância à glicose (estado pré-diabético)", conta a especialista.

De quebra, ter boas noites de sono ajuda a emagrecer. Uma pesquisa feita na Universidade de Chicago (EUA) comprovou que adultos que dormem bem possuem 20% menos gordura abdominal. "Quando temos uma noite ruim, nossos níveis de cortisol (hormônio que também ajuda a estocar gordura) aumentam, deixando a barriga enorme. Dormindo certo, perde-se até 7 kg em um mês", atesta o médico americano Michael Breus no livro *The Sleeper Doctor's Diet Plan* (na tradução, 'O Plano de Dieta do Médico do Sono').

Apesar de tantos estudos comprovando a importância de dormir bem, 43% dos brasileiros não têm uma noite restauradora e apresentam sinais de cansaço no decorrer no dia, segundo dados da Sociedade Brasileira do Sono. E não adianta apelar para remédios por conta própria. O ideal é procurar um médico para descobrir o que tem causado insônia. Há exames que monitoram a noite de quem sofre para dormir, registrando a atividade elétrica cerebral e dos músculos, o movimento dos olhos, a frequência cardíaca, o fluxo e esforço respiratórios, oxigenação do sangue, ronco e posição corpórea.

Identificados os problemas, práticas integrativas podem — e devem — complementar o tratamento, pois garantem resultados expressivos sem gerar dependência ou oferecer riscos à saúde. Meditação, acupuntura, florais e aromaterapia, por exemplo, são ótimos aliados do bom sono porque atuam na frequência cerebral e no nível energético, relaxando mente e corpo simultaneamente.

Outras medidas simples, que podem ser adotadas no cotidiano, também melhoram a qualidade do sono, como evitar o consumo de cafeína e álcool horas antes de dormir, deixar o telefone longe da cama e fazer atividades físicas ao longo do dia.

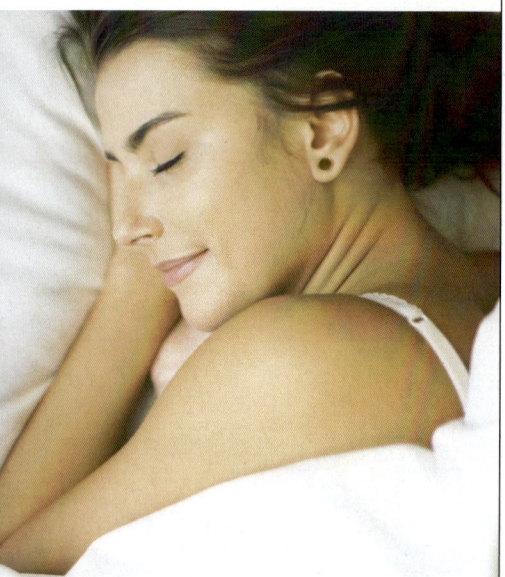

QUANTAS HORAS POR NOITE?

Um estudo publicado neste ano pela National Sleep Foundation, fundação que se dedica à avaliação da literatura científica sobre o sono, atualizou as horas que cada indivíduo deve dormir de acordo com a sua idade. Confira:

- **Bebês de até 3 meses:** 14 a 17 horas
- **Bebês de 4 a 11 meses:** 12 a 15 horas
- **Crianças de 1 a 2 anos:** 11 a 14 horas
- **Crianças de 3 a 5 anos:** 10 a 13 horas
- **Crianças de 6 a 13 anos:** 9 a 11 horas
- **Jovens de 14 a 17 anos:** 8 a 10 horas
- **Adultos de 18 a 64 anos:** 7 a 9 horas
- **Idosos acima de 65 anos:** 7 a 8 horas

Equilibre corpo, mente e espírito

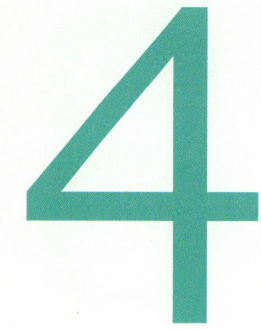

Para ter uma saúde integral, devemos exercitar todos os corpos: o físico, com atividades e boa alimentação; o emocional, com análise e autoconhecimento; e o mental/vital, com meditação, ioga e práticas respiratórias. Vários pesquisadores, como o médico Deepak Chopra e o físico Amit Goswami, desenvolveram trabalhos que unem os mundos científico e espiritual para ajudar as pessoas a compreenderem outras realidades e atingirem novos níveis de saúde e bem-estar.

Embora pareça algo simples e espontâneo, a respiração, por exemplo, é fundamental para garantir o equilíbrio entre corpo, mente e espírito. Ao inspirar e expirar corretamente, reduzimos a irritabilidade, melhoramos a circulação do sangue, reforçamos o sistema imunológico e eliminamos até 80% das toxinas do organismo. A pneumologista Sandra Reis Duarte explica que a respiração profunda e lenta ainda promove a diminuição do ritmo cardíaco e da pressão arterial, relaxa os músculos e melhora a qualidade do sono e da digestão. "Os músculos que participam da respiração podem ser treinados da mesma forma que os outros músculos do corpo. Esse exercício serve para ganho de força e resistência, proporcionando boa capacidade respiratória, qualidade de vida, saúde e desempenho físico", destaca.

Outro aliado do equilíbrio integral, ainda mais simples que a respiração, é o silêncio. Estudo realizado por pesquisadores alemães concluiu que, por trás de um leve desconforto no ouvido, há dezenas de problemas que acometem a saúde. Entre as principais conclusões da pesquisa, chama atenção a comprovação de que o barulho pode estar diretamente ligado ao enfarte e à hipertensão arterial.

Para minimizar os efeitos nocivos que os ruídos causam ao sistema nervoso, a meditação é uma excelente ferramenta. "É uma técnica que estimula a concentração e reorganiza os pensamentos, proporcionando o relaxamento dos músculos e aliviando as tensões físicas e emocionais geradas pelo barulho", assegura a terapeuta psicocorporal Elaine Lilli Fong, do Instituto União (SP).

Por fim, há a medicina integrativa, que reúne esforços para proporcionar o máximo de bem-estar ao paciente. Plínio Cutait, coordenador do Núcleo de Cuidados Integrativos do Hospital Sírio-Libanês, afirma que a prática está sendo cada vez mais adotada porque a humanização na área médica é uma necessidade urgente. Para tanto, os centros de medicina integrativa trabalham com uma grande equipe multidisciplinar que inclui médicos tradicionais, psicólogos, nutricionistas, fisioterapeutas e especialistas em terapias complementares e alternativas, como ioga, reiki, acupuntura e meditação.

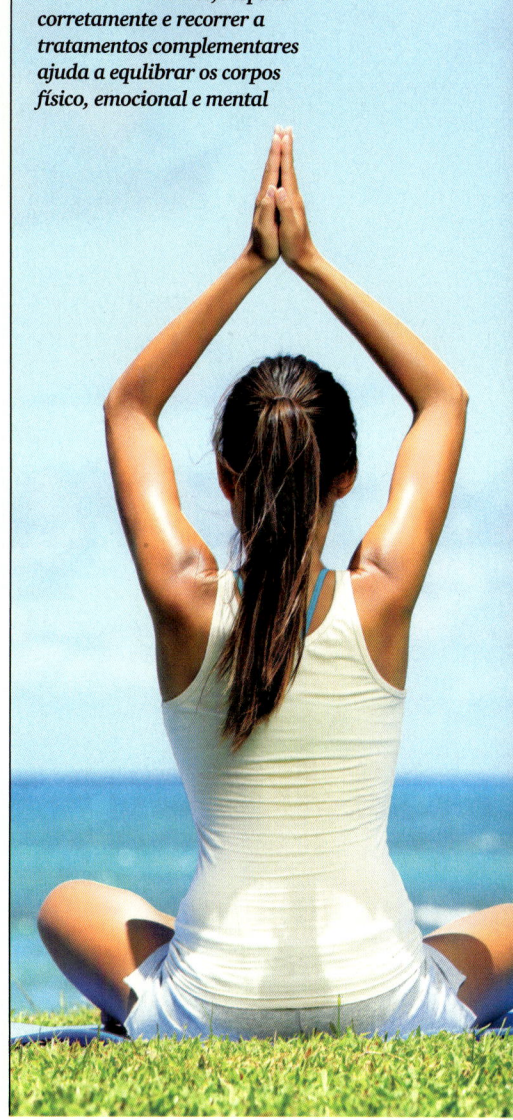

Meditar em silêncio, respirar corretamente e recorrer a tratamentos complementares ajuda a equlibrar os corpos físico, emocional e mental

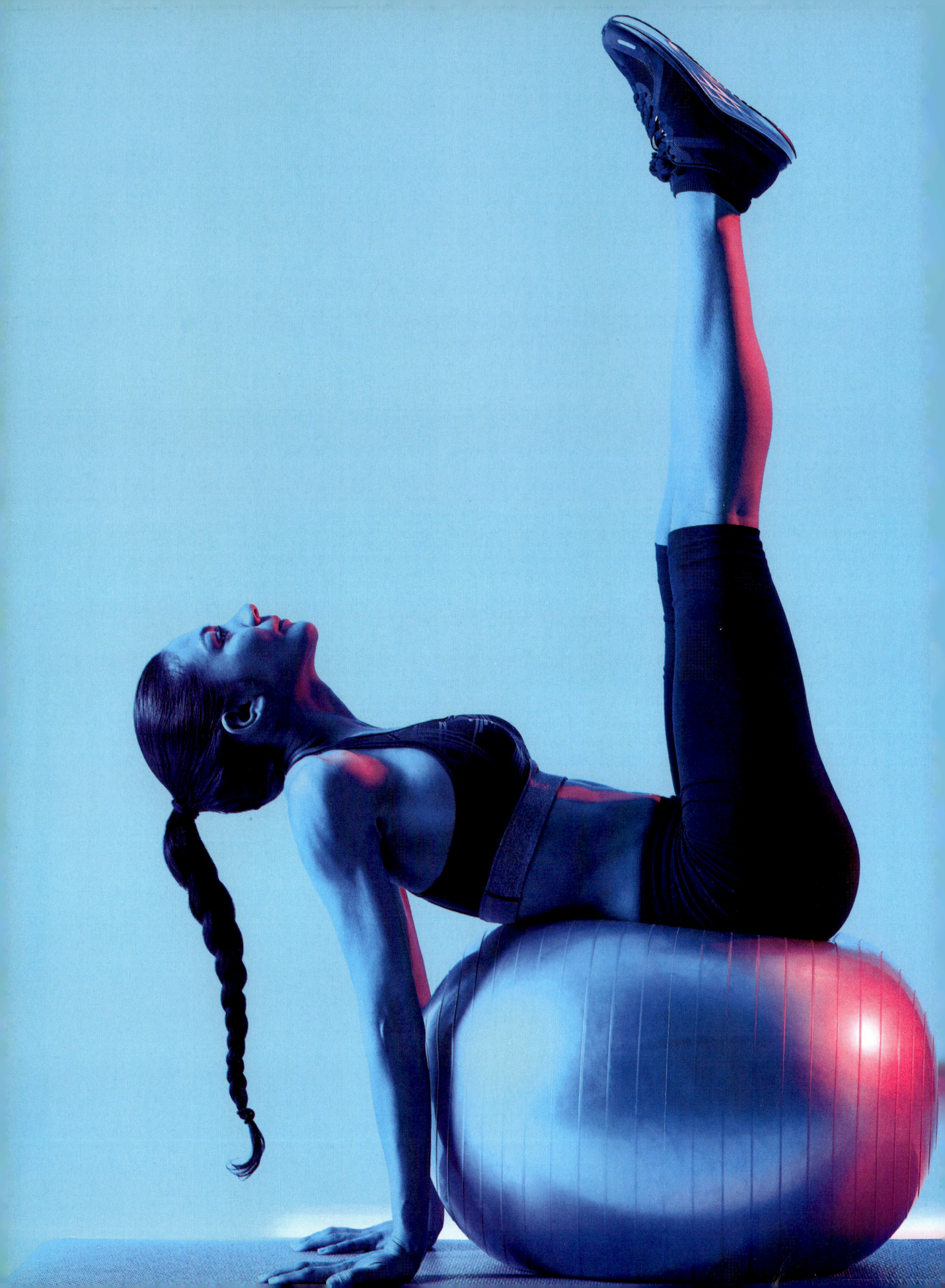

CAPÍTULO 1

CONDICIONE SEU CORPO
com pilates

Método criado durante a Primeira Guerra Mundial utiliza a mente e a própria gravidade para reeducar o físico e aliviar dores crônicas sem oferecer impacto

CAPÍTULO 1
PILATES
HISTÓRICO

Dos campos de guerra aos palcos de dança

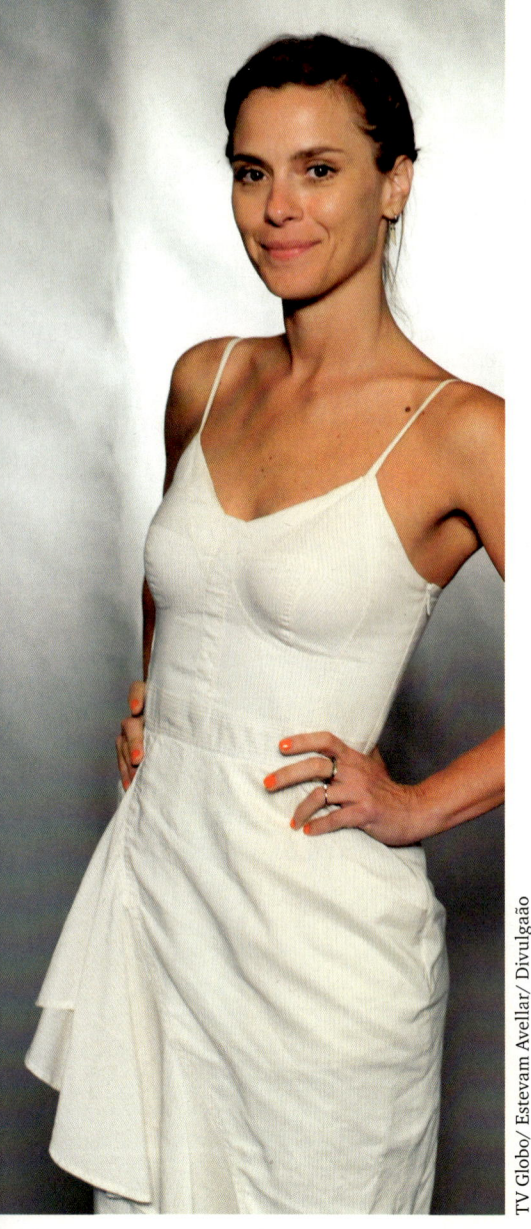

Carolina Dieckmann recorreu ao pilates para recuperar a forma física após a segunda gestação

O nome pilates vem do seu próprio inventor: o alemão Joseph Hubertus Pilates (1880-1967), que criou o método de uma forma bastante peculiar. Depois de uma infância fragilizada por problemas como asma, raquitismo e febre reumática, ele dedicou o tempo livre de sua adolescência a estudos sobre anatomia, biologia, fisiologia, física e até medicina tradicional chinesa. Curioso e autodidata, buscava incessantemente uma boa saúde por meio da prática de exercícios físicos. Aos 32 anos, mudou-se para a Inglaterra, onde lutou boxe profissional, foi artista de circo e ensinou defesa pessoal aos detetives da Scotland Yard, a polícia metropolitana de Londres.

O que ele não esperava é que a Primeira Guerra Mundial eclodiria dois anos depois, em 1914. Considerado inimigo estrangeiro, Pilates foi preso junto com outros cidadãos alemães pelas autoridades britânicas e acabou sendo exilado na Ilha de Man, onde trabalhou como enfermeiro e passou a desenvolver uma série de exercícios de baixo impacto, que chamou de "contrologia". Nascia assim o revolucionário método de condicionamento físico que utiliza a mente e o peso do próprio corpo para fortalecer os músculos, dar flexibilidade e trabalhar a consciência corporal.

Durante o exílio, Pilates insistia para que todos participassem das rotinas diárias de exercícios. Conta-se que, devido à boa forma, esses prisioneiros sobreviveram à grande pandemia de 1918. Mesmo assim, alguns soldados feridos não conseguiam sair da cama. Para não deixá-los inativos, o alemão improvisou, adaptando colchões com cintos, molas e lastros. Nem as cadeiras de rodas escaparam, dando origem aos primeiros equipamentos baseados em molas, como o Cadillac e o Reformer.

Quando a guerra acabou, Pilates voltou à sua terra natal e continuou a desenvolver seu método de condicionamento físico, que logo chamou a atenção de pessoas influentes. Foi o caso do dançarino, coreógrafo e teatrólogo eslovaco Rudolf Von Laban, que decidiu adicionar alguns desses princípios à sua técnica corporal para trabalhar com movimentos mais naturais e consistentes. O pugilista alemão Max Schmeling foi além: não só procurou os ensinamentos de Pilates como o convenceu a acompanhá-lo até Nova York.

Durante a viagem a bordo do navio Westphalia, Pilates conheceu Clara, uma enfermeira com profundos interesses por métodos fisioterapêuticos. Os dois se casaram e abriram em 1929 um estúdio de preparação física na Big Apple. O espaço ficava em um prédio cheio de artistas, na Oitava Avenida, e próximo de vários estúdios de dança. Daí em diante, foi um pulo para que renomados coreógra-

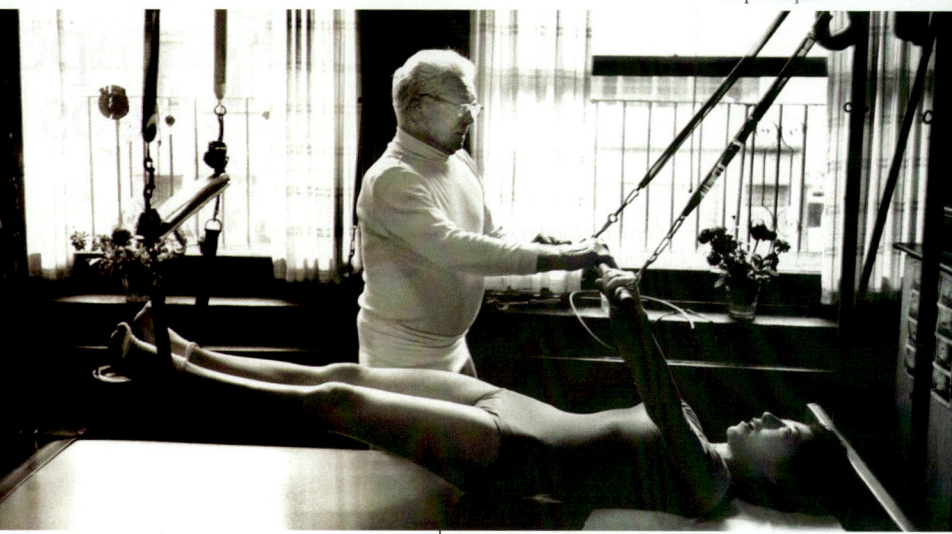

> **Durante o exílio na Ilha de Man, Pilates adaptou colchões com cintos e molas para condicionar o físico de soldados acamados**

Método desenvolvido pelo alemão Joseph Pilates (acima) caiu no gosto de vários artistas, como as atrizes Cristina Oliveira (esq.) e Isis Valverde (abaixo)

fos e grandes bailarinos — como Ruth St. Denis, Ted Shawn, Martha Graham e George Balanchine — descobrissem o método.

Nos anos 1960, os estudiosos do pilates começaram a abrir seus próprios estúdios. Parte deles manteve a forma original da prática (Ortodoxa), enquanto outros adicionaram conhecimentos à técnica (*Evolution*). No Brasil, o método chegou em 1991, por meio do trabalho da coreógrafa e bailarina Alice Becker Denovaro. Ela abriu na Bahia o primeiro estúdio brasileiro especializado na modalidade e também introduziu o conceito na área clínica em Salvador, por meio do Ambulatório de Dor do Hospital das Clínicas. Depois disso, a prática se popularizou pelos quatro cantos do País.

Hoje, muitas atrizes brasileiras fazem sessões de pilates regularmente. Cristina Oliveira, por exemplo, usa os exercícios no processo de reabilitação de um problema no quadril. Isis Valverde lançou mão da prática para adaptar seu corpo à minissérie *Amores Roubados*, de 2014. Já Carolina Dieckmann recorreu ao método para recuperar a forma física depois da segunda gravidez.

Muito mais do que garantir um corpo definido no verão, o pilates corrige a postura, dá maior equilíbrio e flexibilidade, reduz o estresse, alivia dores crônicas e fortalece músculos do corpo inteiro. De acordo com a fisioterapeuta Solaine Perinni, presidente da Associação Brasileira de Pilates (ABP), a técnica ainda apresenta a vantagem de poder ser aplicada em crianças, adultos e idosos, pois tem baixo impacto e grande eficiência.

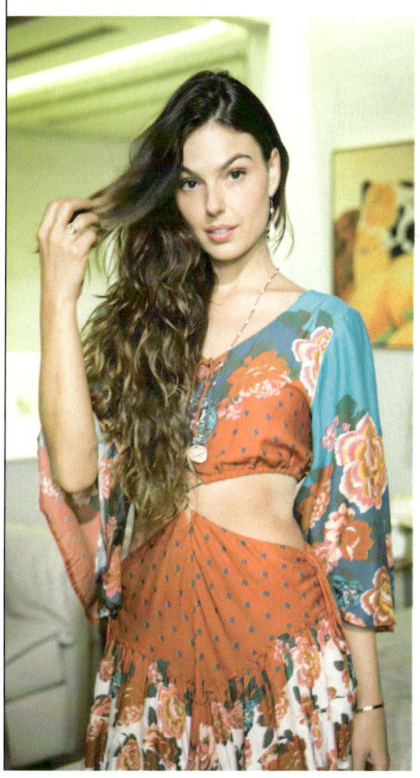

CAPÍTULO 1
PILATES
FUNDAMENTOS

A ARTE DE ESCULPIR O CORPO COM *a mente*

Com mais de 500 exercícios, o pilates trabalha a consciência corporal para fortalecer músculos, corrigir a postura, dar flexibilidade, equilíbrio e promover o bem-estar de forma plena

O pilates é uma técnica de condicionamento físico e mental, bastante controlada, que oferece resultados rápidos por meio de exercícios aparentemente suaves, mas que exigem alta concentração. Muito mais do que fortalecer os músculos para esculpir a silhueta, o método reeduca os movimentos, restabelecendo o equilíbrio e aumentando a flexibilidade. Com isso, consegue-se corrigir a postura, melhorar a respiração, prevenir lesões e aliviar dores na coluna.

O objetivo é promover o bem-estar por meio da consciência corporal. Para tanto, o método trabalha com seis princípios: concentração, controle, centralização, precisão, respiração e fluidez. Considerados os ingredientes essenciais da prática, esses aspectos harmonizam o organismo durante os exercícios, enquanto força, tonificação e alongamento são treinados de dentro para fora, com o controle da mente.

O método conta com mais de 500 exercícios e enfatiza a importância da qualidade sobre a quantidade. As séries têm baixo número de repetições para que cada movimento seja feito com muita precisão e plenitude. Além disso, trabalham o corpo por inteiro, o que leva a resultados expressivos em um tempo mais curto do que se a pessoa fizesse musculação, por exemplo.

Essa abordagem balanceada também torna as aulas muito menos traumáticas e doloridas, pois, ao trabalhar com um sistema holístico, a técnica não sobrecarrega nenhum grupo muscular. Para quem não pratica nenhuma outra atividade física, o pilates deve ser feito três vezes por semana; para quem já possui uma rotina de exercícios, duas vezes é o ideal.

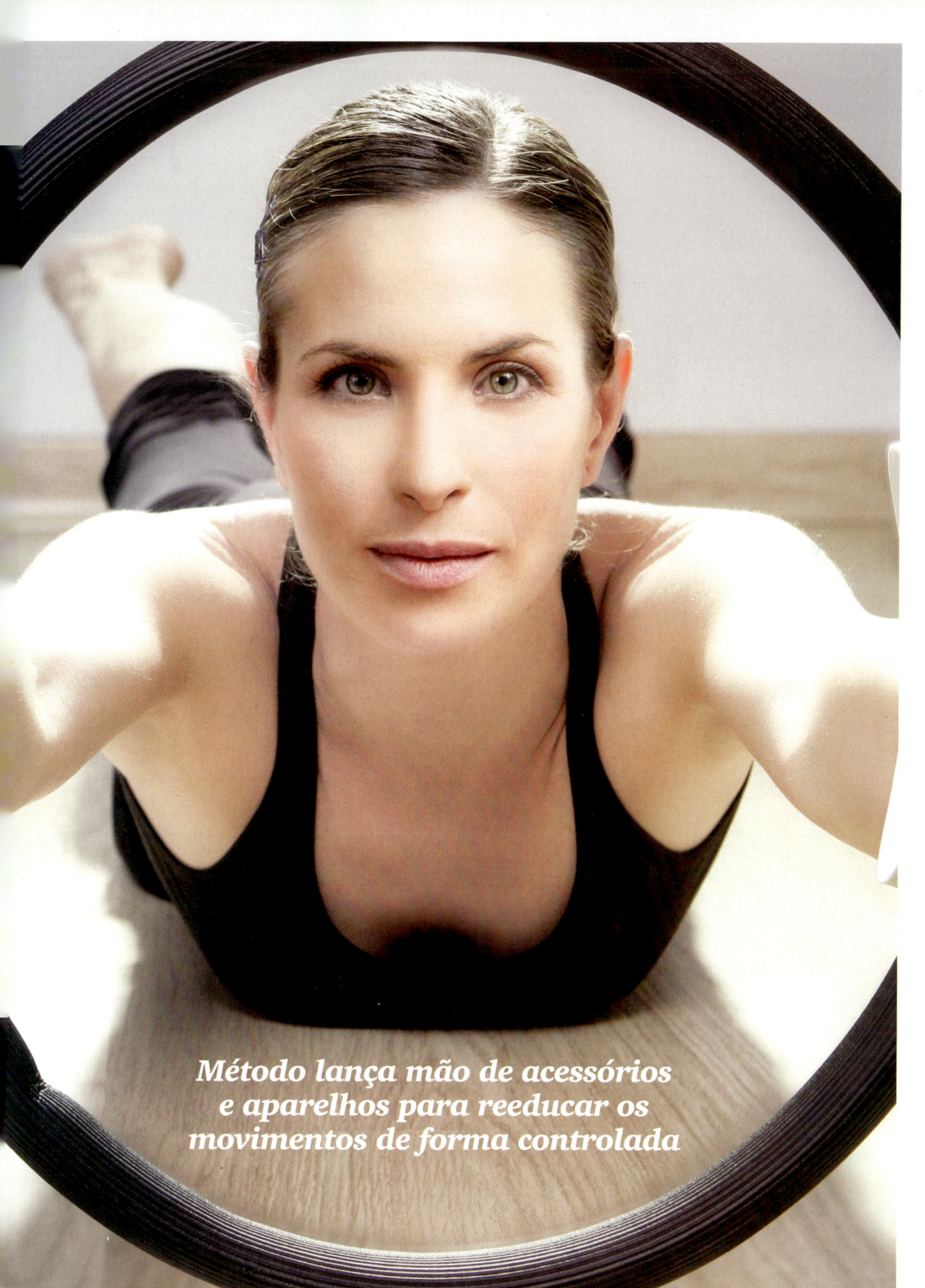

Método lança mão de acessórios e aparelhos para reeducar os movimentos de forma controlada

CAPÍTULO 1
PILATES
FUNDAMENTOS

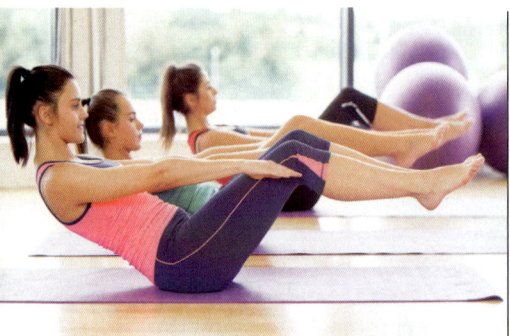

ATIVE SEMPRE O POWER HOUSE

Lembra-se dos seis princípios do pilates? Pois um deles merece atenção especial: a centralização, também conhecida como *Power House*. Trata-se do conceito usado para identificar o conjunto de músculos que estabilizam as regiões lombar, cervical e torácica da coluna.

Os músculos estimulados pelo *Power House* são o diafragma, os multífidos, o transverso do abdome e o assoalho pélvico, além dos superficiais glúteos e quadro lombar. Em parceria com a respiração, a centralização é um dos artifícios mais importantes no momento de executar os exercícios para aproveitar 100% dos benefícios da prática.

De acordo com Joseph Pilates, o *Power House* é o local de origem dos movimentos humanos. Ele acreditava que esses músculos devem se manter sempre em contração, não só durante os exercícios. Sua ativação pode diminuir dores lombares, combater a incontinência urinária, assim como definir a cintura e melhorar a postura. Mas o mais importante de tudo é que a centralização previne lesões no praticante, uma vez que a coluna fica mais estável e protegida. Então, já sabe: não se esqueça de ativar o *Power House* sempre que for se exercitar!

INDICAÇÃO (QUASE) LIVRE

Democrático e acessível, o pilates oferece benefícios não só para atletas, mas também para pessoas com comportamento sedentário, que nunca praticaram nenhum tipo de atividade física, e até para aquelas que sofrem com dores e lesões. Toda essa receptividade a diferentes perfis de praticantes se dá pelo fato de a prática não focar somente o condicionamento físico, mas também a reabilitação de pacientes diagnosticados com hérnia de disco, osteoporose, desvios de coluna, problemas de circulação e uma série de dores crônicas de fundo ortopédico.

Sem limite de idade, o pilates também pode trazer mais qualidade de vida para idosos. Os exercícios controlados tendem a ajudar na recuperação de funções motoras, manutenção da pressão arterial, restauração da postura e no fortalecimento de ossos e músculos, propiciando uma vida mais ativa e independente na terceira idade. "Pilates usou os seus exercícios em soldados mutilados na guerra, em pessoas que se recuperavam de câncer ou AVC, bailarinos com lesões osteoarticulares e gente que buscava uma melhor qualidade de vida", lembra a educadora física Bruna Grandini.

Contudo, o pilates tem algumas restrições. A fisioterapeuta e instrutora Elvira Medeiros destaca que a prática não é indicada para pacientes com distúrbios cognitivos e neurológicos, que dificultam a compreensão, ou com patologias não acompanhadas por um médico especialista. "Já crianças com idade igual ou inferior a 8 anos não têm estrutura óssea, muscular, ligamentos e, em alguns casos, maturidade para a prática", completa Sérgio Borges, educador físico da Pure Pilates. Por fim, pessoas com osteoporose severa, lesões graves na coluna e dores agudas só devem iniciar as aulas se tiverem uma autorização médica.

O MELHOR AMIGO DAS GESTANTES

Grávidas encontram no pilates um aliado que torna os nove meses de gestação muito mais tranquilos e ainda facilita a hora do parto. A rotina de exercícios fortalece os músculos do abdome e do assoalho pélvico, o que ampara as mulheres que sofrem de incontinência urinária e favorece o parto normal. "O pilates ajuda a gestante na evolução da gravidez, aliviando dores e inchaços. Contribui também para o aprimoramento da consciência corporal em cada mês de gestação, fortalecendo e alongando a musculatura, o que alivia as dores nas costas e pernas", afirma a fisioterapeuta Renata Marcato, especialista na técnica.

Ela destaca que o pilates dá bem-estar, já que não causa impacto e os exercícios são realizados em aparelhos seguros. "Além disso, o método trabalha a respiração durante a execução dos exercícios, promovendo o relaxamento e a diminuição da ansiedade em futuras mamães." Já no pós-parto, a atividade é coadjuvante na retomada da forma e do condicionamento físico feminino.

Mas atenção: a prática é completamente modificada para atender às necessidades da mãe sem causar problemas ao bebê.

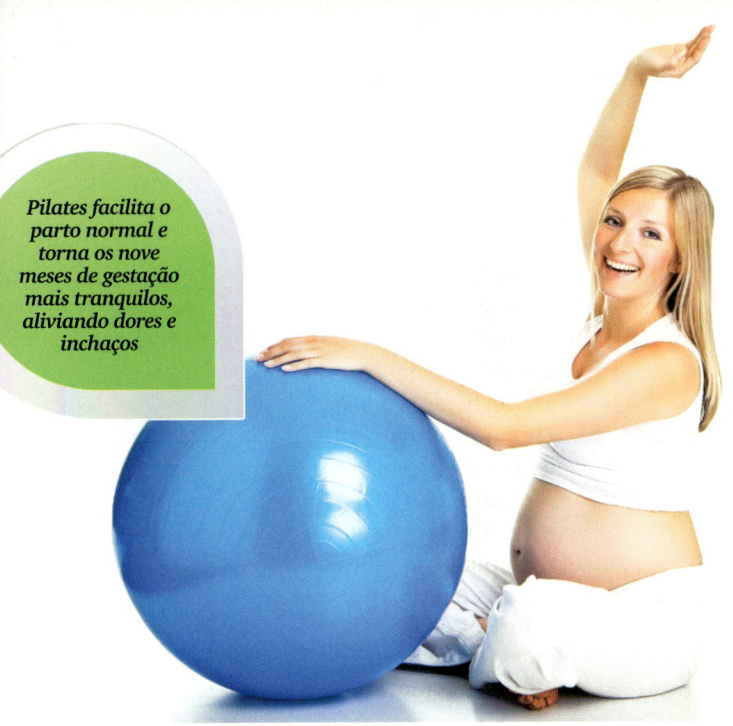

Pilates facilita o parto normal e torna os nove meses de gestação mais tranquilos, aliviando dores e inchaços

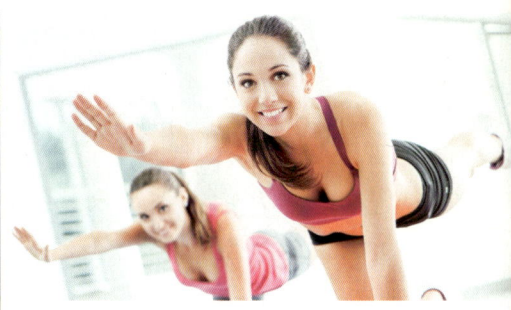

FIQUE DE OLHO NAS VARIAÇÕES

Apenas fisioterapeutas e educadores físicos podem trabalhar com pilates

Por esse motivo, os professores devem ser especializados em pilates para gestantes. "O instrutor saberá os pontos a serem trabalhados e os cuidados a serem tomados em cada mês", pontua Renata. Portanto, nada de praticar sozinha em casa!

No mais, vale destacar que o pilates pode ser praticado até o final da gestação, contanto que respeite as necessidades do corpo da mãe, o bem-estar do bebê e as indicações do médico responsável. Para as mulheres que pretendem voltar às sessões após o parto, o retorno deve ser feito de forma lenta e gradativa, sempre após a alta médica.

COMO ESCOLHER O PROFISSIONAL CERTO

Atualmente, no Brasil, apenas fisioterapeutas e educadores físicos têm autorização para trabalhar com pilates. A regra vale tanto para a modalidade Studio quanto para a de solo (Mat).

De acordo com a Associação Brasileira de Pilates, além da formação, o profissional deve ter registro no Conselho Regional de Fisioterapia e Terapia Ocupacional (Crefito) ou no Conselho Regional de Educação Física (CREF). Também é necessário fazer um curso de Formação em Pilates com, no mínimo, 60 horas (mais 30 horas de estágio supervisionado). Para obter a certificação nacional, ainda é preciso alcançar grau 8 na prova de suficiência.

Além do curso, Borges sugere que todo profissional participe de *workshops* para se atualizar e compreender melhor as necessidades de cada aluno. Nunca se esqueça de checar essas informações. É assim que você vai garantir segurança e qualidade para experimentar todos os benefícios que o pilates tem a oferecer.

● **Pilates Original, Clássico ou Ortodoxo:** baseia-se em um sistema de condicionamento físico que estabelece um número exato de exercícios, com ordem específica e número certo de repetições. Nada é aleatório, pois tudo segue os preceitos do idealizador da técnica, Joseph Pilates. Nos exercícios de solo (Mat) e em determinados equipamentos, as sequências devem repetir as respectivas fases de transição, interligando um exercício ao outro sem mudar a postura e trabalhando o corpo como um todo. Nos equipamentos em que não são exigidas sequências, aplicam-se exercícios em série que se caracterizam pelo uso de determinado grupo muscular, de acordo com o objetivo primário do praticante, que pode necessitar de reabilitação ou condicionamento físico.

● **Pilates Evolution ou Moderno:** nessa modalidade, outras técnicas se agregam ao método clássico. Por isso, o uso de diversos meios é admitido, e eles podem ser aplicados durante uma mesma sessão, sem sequências predeterminadas, assim como de forma aleatória ou até fragmentada.

CAPÍTULO 1
PILATES
FUNDAMENTOS

Por dentro dos equipamentos

As sessões de Studio são feitas com o auxílio de aparelhos cuja essência foi desenvolvida pelo próprio Joseph Pilates. Juntos, eles viabilizam a realização de centenas de exercícios para todo perfil de pessoa, pois são ajustáveis conforme o preparo físico e os diferentes tamanhos de corpo. Veja os principais

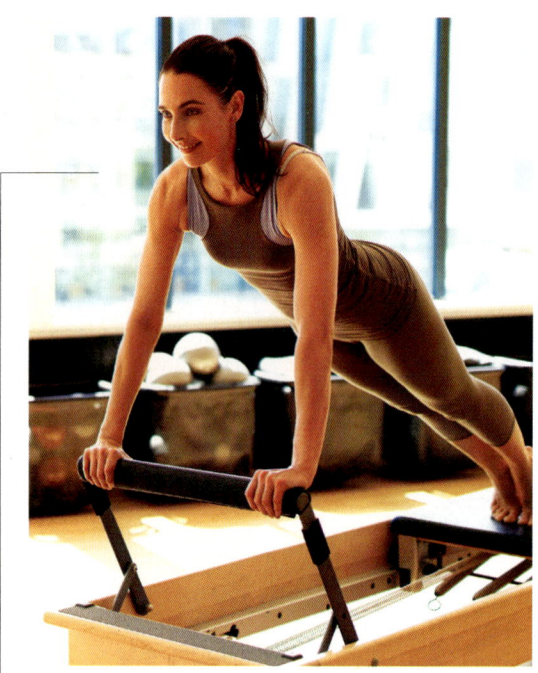

REFORMER
É basicamente uma cama composta por um carrinho deslizante e um sistema sofisticado de molas e polias, assim como uma barra e alças para as mãos e os pés. Nele, é possível fazer mais de cem exercícios. O aluno pode treinar sentado, ajoelhado, apoiado ou deitado, enquanto desliza ao longo dos trilhos e as molas trabalham os músculos de forma não agressiva. Na prática, esse aparelho tem a função de ajudar o praticante a calibrar a estabilidade do tronco e o alinhamento da postura e do centro de força, ao mesmo tempo em que alonga e fortalece a musculatura do corpo.

CADILLAC
É o maior e mais complexo dos equipamentos desenvolvidos por Joseph Pilates. Em sua estrutura elevada, é composto por um colchão, uma armação metálica, dois pares de alças móveis e molas para os pés e as mãos. Seus acessórios o tornam versátil e acessível tanto para iniciantes quanto para pessoas em nível avançado. Nele, é possível realizar mais de 80 exercícios diferentes que vão variar do simples uso das molas até acrobacias complexas em barras elevadas. De acordo com a idade e as habilidades do praticante, pode-se trabalhar a mobilidade dos ombros, fortalecer as costas, dar flexibilidade à espinha e alongar o corpo como um todo, além de promover relaxamento profundo e melhora da função respiratória. Dessa forma, o Cadillac torna-se funcional tanto para reabilitações quanto para o treino de atletas.

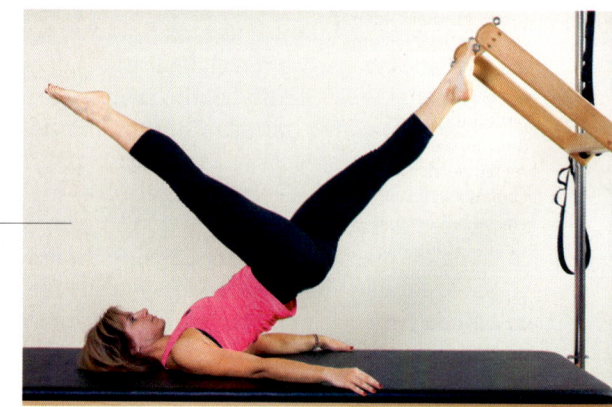

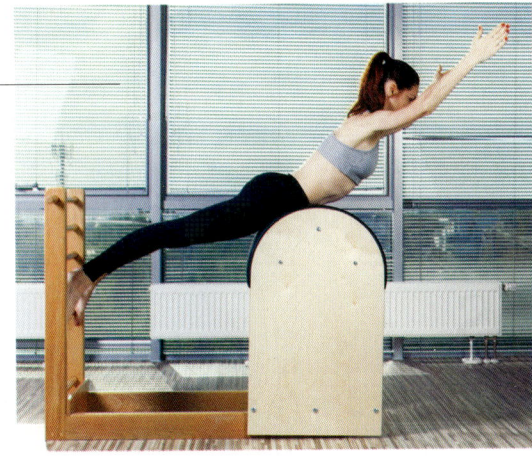

Pilates de solo:
O CORPO COMO FERRAMENTA

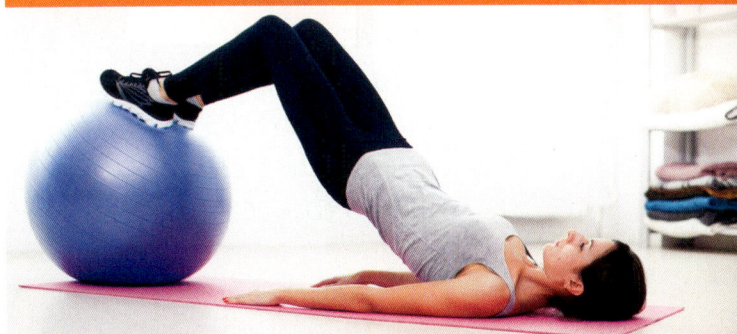

LADDER BARREL
Sua estrutura simula uma pequena escada (com quatro a seis degraus) e tem uma superfície acolchoada redonda na forma de um barril. As duas partes são conectadas por uma base deslizante que pode ser adaptada de acordo com o tamanho do corpo e das pernas do praticante. Nesse equipamento, é possível trabalhar exercícios de fortalecimento, flexibilidade e uma série de alongamentos, pois há uma extensa inclinação para frente e para trás, o que desafia o corpo em diversos planos de movimento. Dessa forma, o aparelho possibilita uma grande flexão da coluna e fortalece as musculaturas do abdome, das pernas, das coxas e dos glúteos.

CHAIR
Como o nome sugere, a Chair ("cadeira", na tradução para o português) se assemelha a um banco largo com pedais de molas ajustáveis. É a resistência delas que determina o grau de dificuldade dos mais de 75 exercícios que podem ser feitos neste equipamento. Apesar de o aparelho parecer muito básico e nada desafiador, nele é possível trabalhar pescoço, braços, ombros, glúteos, transverso do abdome e aumentar a coordenação neuromuscular, além de garantir uma genuína sensação de bem-estar na parte inferior da coluna e na região pélvica. Quando se fala em reabilitação, a Chair é sinônimo de alongamento e rebalanceamento de músculos lesionados, o que proporciona o alívio de dores musculares.

Além dos equipamentos de Studio, há a modalidade de solo, conhecida como Mat Pilates, na qual mais de cem exercícios originais são praticados sobre um tapete, colchonete ou tatame. No chão, combinam-se mobilidade, força, equilíbrio e flexibilidade para diminuir tensões musculares, melhorar a postura, mandar o estresse para longe e garantir um corpo mais saudável e modelado.

Geralmente, as aulas são realizadas em pequenos grupos e mantêm o princípio de colocar a qualidade acima da quantidade. A prática, porém, exige doses extras de concentração e consciência corporal para trabalhar com o peso do próprio corpo e a força da gravidade. Sem os aparelhos, as aulas de chão recorrem a acessórios como bolas, faixas, pesos e elásticos. Também é possível usar instrumentos mais robustos, como o clássico Anel de Pilates. Barras de rodas, bombas de enchimento, camas elásticas, discos de rotação, fitas de suspensão e o *step barrel* — que trabalha a correção da postura e os músculos da região abdominal, dos ombros e do peito — complementam as sessões de solo.

Quem observa de fora, pode ter a impressão contrária, mas os treinos de Mat Pilates são muito mais intensos do que os da modalidade Studio. "A técnica de chão não oferece as máquinas e molas que ajudam o aluno a se sustentar. Além disso, quando usamos os acessórios, o equilíbrio e a força precisam ser maiores, o que exige um esforço mais consciente, no qual a organização corporal tem um papel prioritário", destaca o educador físico Sérgio Borges. Por isso, o segredo é aprender a utilizar muito bem o centro de força do corpo (lembra do *Power House*?).

Se você estiver em dúvida sobre por onde começar, Carlos Eduardo Rodrigues, professor de Educação Física, explica que o Pilates Method Alliance (PMA) recomenda que o primeiro contato com a prática seja em aparelhos. De acordo com a associação, é interessante dominar todos os princípios da modalidade antes de migrar para o solo. A educadora física Bruna Grandini lembra, contudo, que o método original utiliza tanto os exercícios em solo quanto os feitos em aparelho. "Quem vai determinar o que é melhor em cada caso é o profissional que está atendendo o aluno. Mas, no geral, usamos as duas modalidades dentro de uma aula convencional", conta.

CAPÍTULO 1
PILATES
BENEFÍCIOS

10 BENEFÍCIOS PARA A *sua saúde*

Técnica desafia o praticante a trabalhar corpo e mente, proporcionando maior elasticidade, força e equilíbrio

CORRIGE A POSTURA
Ficar muito tempo sentado, ou até mesmo em pé, leva à fadiga dos músculos da coluna vertebral e do abdome, gerando desconforto e tensões musculares, além de dor de cabeça e aumento da pressão arterial. O pilates, nesse caso, surge como uma alternativa eficaz no alívio e na prevenção desses problemas, corrigindo os desalinhamentos do corpo e proporcionando a melhor exploração dos movimentos.

MAIS FLEXIBILIDADE, MENOS LESÕES
Tanto nos exercícios de solo, nos quais a força da gravidade age sobre o corpo, quanto em aparelhos que oferecem a resistência das molas, há fortalecimento muscular. O resultado é a amplitude dos movimentos, que deixa o corpo menos propenso a lesões. Isso também protege as articulações de danos e melhora a circulação sanguínea.

24 PILATES, IOGA & EXERCÍCIO FUNCIONAL

AUMENTA A MASSA ÓSSEA EM IDOSOS

O pilates melhora o desempenho de idosos e previne disfunções motoras, ósseas e musculares. A contração resistida pelas molas dos aparelhos, por exemplo, favorece o aumento da massa óssea. Isso ajuda no controle e na prevenção da osteoporose. No entanto, em casos de diagnóstico estabelecido e de hipercifose (corcunda), é preciso cuidado no início para evitar o excesso de carga nas estruturas dos ossos.

BYE-BYE, ESTRESSE!

Concentrar-se na respiração é um dos pilares da prática. A consequência é a liberação de endorfina, que produz o efeito de relaxamento do corpo e da mente. "Uma mente calma melhora o sono, reduza fadiga e o estresse", pontua Solaine Perinni, fisioterapeuta e presidente da Associação Brasileira de Pilates (ABP).

APIMENTA A RELAÇÃO SEXUAL

Por ser uma atividade que proporciona movimentos específicos para a região do quadril e da pelve, dá para tirar um proveito afrodisíaco do método. A prática trabalha a mobilidade da lombar, aumenta a flexibilidade da cintura pélvica e melhora o fluxo sanguíneo e a oxigenação dos tecidos. Tudo isso favorece o orgasmo e permite posições sexuais mais ousadas. O fortalecimento do períneo pode aumentar e prolongar o prazer.

CORPO RESISTENTE, MENTE CONCENTRADA

A sequência e as repetições levam o praticante de pilates a suportar períodos mais longos da atividade. Isso proporciona efeitos duradouros na postura e na saúde de modo geral. Além disso, os exercícios respiratórios ajudam a ter mais concentração no dia a dia.

COMPLEMENTO AOS ESPORTES

Como fortalece e tonifica os músculos, a prática regular de pilates serve de complemento para quem pratica esportes ou é profissional de dança. De quebra, o pilates eleva a coordenação neuromuscular; aprimorando a mobilidade, agilidade e potência.

GESTAÇÃO E PARTO MAIS TRANQUILOS

Metade das gestantes apresenta dor lombar. O pilates trabalha a musculatura estabilizadora do tronco e alivia essas dores. Também trabalha o músculo do assoalho pélvico e a respiração, condições essenciais para um parto tranquilo. A prática, porém, deve ser autorizada pelo médico e acompanhada por um profissional capacitado.

REDUZ AS DORES NO CORPO

O pilates é indicado para o tratamento de diversos problemas de saúde, especialmente em casos de dores nas costas e nas articulações, quando o paciente geralmente deve optar por exercícios de baixo impacto para trabalhar o condicionamento físico sem correr o risco de agravar eventuais lesões.

FORÇA MUSCULAR

A prática fortalece o corpo de uma forma diferente. Ela aumenta a resistência dos músculos responsáveis pela postura, estabilizando a coluna vertebral e a cintura pélvica em todas as atividades do dia a dia.

CAPÍTULO 1
PILATES

PRATIQUE EM CASA

Abdome definido com 6 movimentos

Exercícios propostos pelo personal trainer Cristiano Parente, da Koatch Academia (SP), garantem uma barriga forte, lisa e marcada. Bastam 15 minutos de treino, três vezes por semana, para começar a notar a diferença e ainda mandar embora cerca de 300 calorias. Experimente!

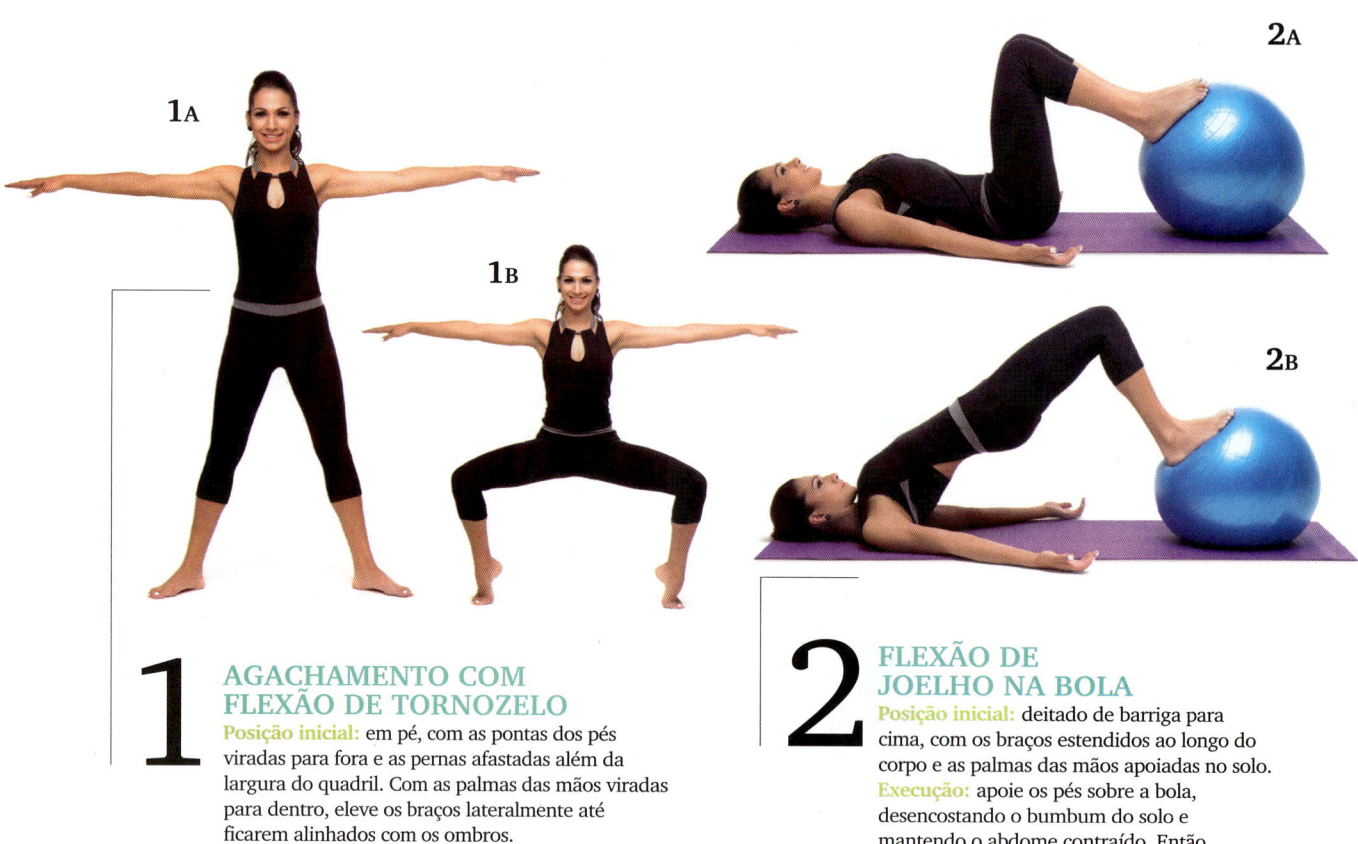

1 AGACHAMENTO COM FLEXÃO DE TORNOZELO

Posição inicial: em pé, com as pontas dos pés viradas para fora e as pernas afastadas além da largura do quadril. Com as palmas das mãos viradas para dentro, eleve os braços lateralmente até ficarem alinhados com os ombros.
Execução: flexione os joelhos e projete o bumbum para trás, como se fosse se sentar em um banquinho. Nessa posição, tire os calcanhares do chão e fique na ponta dos pés. Retorne à posição inicial.
Frequência: Uma série de 12 repetições.

2 FLEXÃO DE JOELHO NA BOLA

Posição inicial: deitado de barriga para cima, com os braços estendidos ao longo do corpo e as palmas das mãos apoiadas no solo.
Execução: apoie os pés sobre a bola, desencostando o bumbum do solo e mantendo o abdome contraído. Então, flexione os joelhos, elevando o quadril em direção ao teto. Retorne à posição inicial.
Frequência: Uma série de 12 repetições.

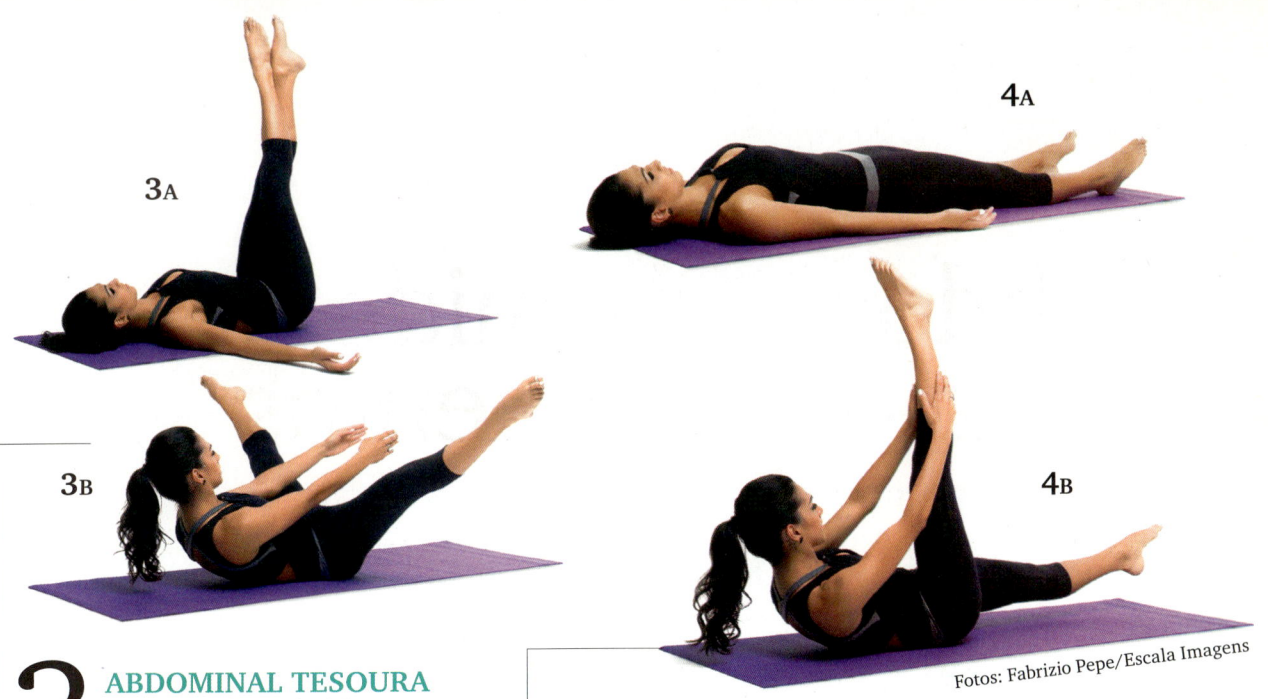

3 ABDOMINAL TESOURA

Posição inicial: deitado de barriga para cima, com os braços abertos e alinhados com os ombros. Eleve as pernas cruzadas em direção ao teto.
Execução: afaste as pernas lateralmente. Retorne à posição inicial, trocando a posição das pernas.
Frequência: Uma série de 12 repetições.

4 FLEXÃO DE QUADRIL ALTERNADA

Posição inicial: deitado de barriga para cima, com os braços e pernas esticados.
Execução: eleve o tronco e a perna direita, um em direção ao outro, desencostando a perna esquerda do solo e abraçando a panturrilha direita com as mãos. Retorne à posição inicial e repita o movimento com a outra perna.
Frequência: Uma série de 10 repetições para cada perna.

Fotos: Fabrizio Pepe/Escala Imagens

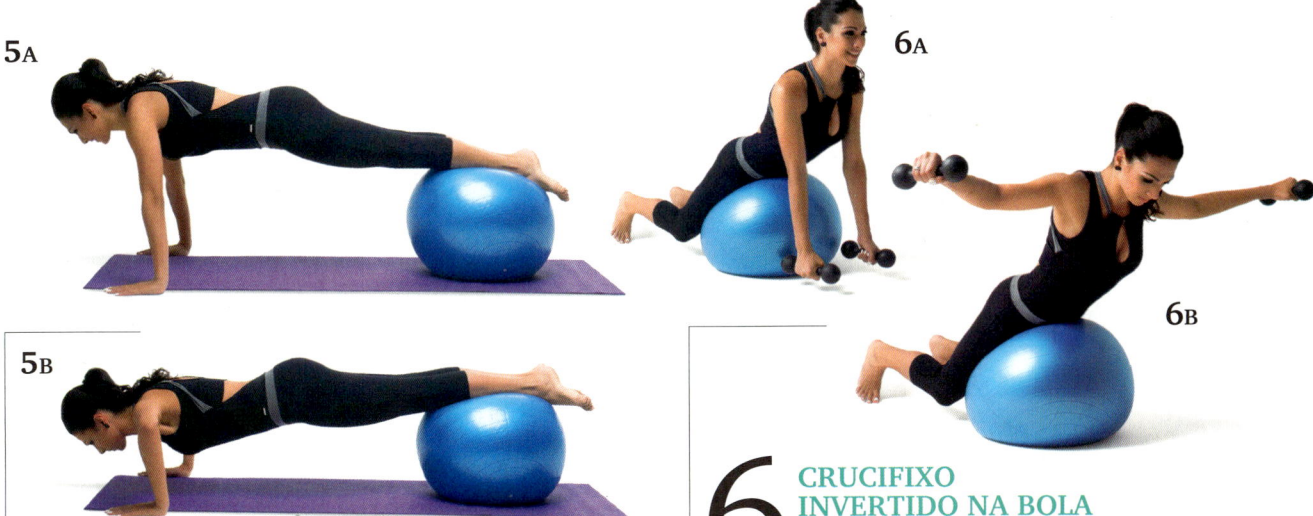

5 FLEXÃO DE BRAÇO NA BOLA

Posição inicial: de barriga para baixo, com as pernas apoiadas na bola. Deixe os braços estendidos e as palmas das mãos apoiadas no solo.
Execução: flexione os cotovelos, afastando os braços na linha dos ombros. Retorne à posição inicial.
Frequência: Uma série de 12 repetições.

6 CRUCIFIXO INVERTIDO NA BOLA

Posição inicial: de barriga para baixo, com a bola encaixada na altura do quadril, as solas dos pés encostadas na parede e os braços esticados para frente alinhados com os ombros. Segure um pesinho em cada uma das mãos, com as palmas viradas para baixo.
Execução: mantendo a coluna ereta, abra os braços lateralmente. Retorne à posição inicial.
Frequência: Uma série de 12 repetições.

CAPÍTULO 1
PILATES

EXERCÍCIOS PARA CADA SINTOMA

MENOS DOR E MAIS *disposição*

Além de focar o pensamento e condicionar o físico, o pilates contribui para a reabilitação de pacientes e o tratamento de diversas patologias

Quando o assunto é saúde, o pilates sai na frente de muitas atividades porque seus benefícios vão além do condicionamento físico. Por trabalhar o corpo todo de maneira uniforme, o método garante alívio para uma série de patologias e descompressão total de qualquer tipo de tensão.

Por essa característica, a prática funciona como um aliado importante, por exemplo, para a reabilitação e o alívio dos sintomas de pacientes com Parkinson — doença neurológica que causa tremores, lentidão de movimentos e rigidez muscular. A técnica ajuda a diminuir essas manifestações e ainda melhora o andar, a coordenação motora e a flexibilidade.

Já as mulheres em idade reprodutiva podem recorrer ao método para enfrentar as variações hormonais. Nesse caso, os exercícios servirão para melhorar o fluxo sanguíneo, amenizar mudanças de humor, reduzir o estresse e os desconfortos típicos da TPM (Tensão Pré-Menstrual).

Anos mais tarde, na menopausa e na pós-menopausa, a prática garante alívio para tensões, retenção de líquido, cansaço e insônia. Por exigir extrema concentração e foco, o método também atenua os sintomas de quem sofre com transtornos de ansiedade e depressão nessa fase da vida.

Mas o que mais leva as pessoas a optarem pelo pilates como atividade física ainda são as dores crônicas, especialmente nas costas, e a fadiga. Campeões de queixas nos consultórios médicos, estes problemas encontram no método criado durante a Primeira Guerra um forte aliado para a reabilitação e o tratamento necessário à retomada da qualidade de vida.

Alívio para as costas

É muito comum acordar pela manhã e sentir a coluna travada. Se for esse o seu caso, saiba que um exercício simples de pilates pode ajudar a combater a dor tanto na fase aguda quanto depois, para recuperar a musculatura e ter mais disposição. Experimente antes de começar o seu dia!

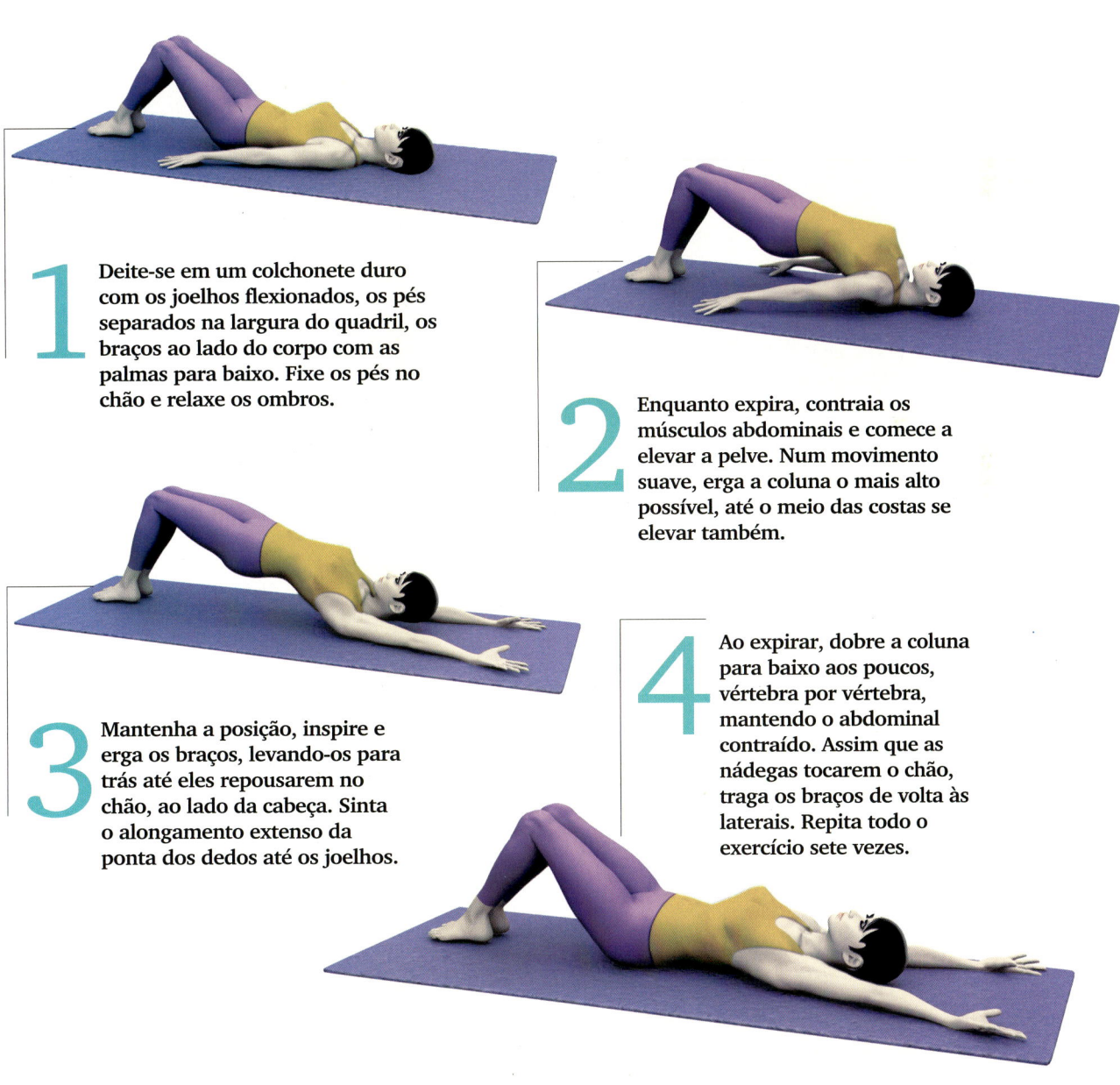

1. Deite-se em um colchonete duro com os joelhos flexionados, os pés separados na largura do quadril, os braços ao lado do corpo com as palmas para baixo. Fixe os pés no chão e relaxe os ombros.

2. Enquanto expira, contraia os músculos abdominais e comece a elevar a pelve. Num movimento suave, erga a coluna o mais alto possível, até o meio das costas se elevar também.

3. Mantenha a posição, inspire e erga os braços, levando-os para trás até eles repousarem no chão, ao lado da cabeça. Sinta o alongamento extenso da ponta dos dedos até os joelhos.

4. Ao expirar, dobre a coluna para baixo aos poucos, vértebra por vértebra, mantendo o abdominal contraído. Assim que as nádegas tocarem o chão, traga os braços de volta às laterais. Repita todo o exercício sete vezes.

CAPÍTULO 1
PILATES

EXERCÍCIOS PARA CADA SINTOMA

Aliado contra a osteoporose

Mais do que atenuar a perda de massa óssea, o pilates proporciona equilíbrio, flexibilidade e resistência, evitando quedas e possíveis fraturas. Em cada série, as repetições devem variar de 8 a 10 vezes. O controle da respiração é um ponto essencial. Confira cinco exercícios para fortalecer os ossos

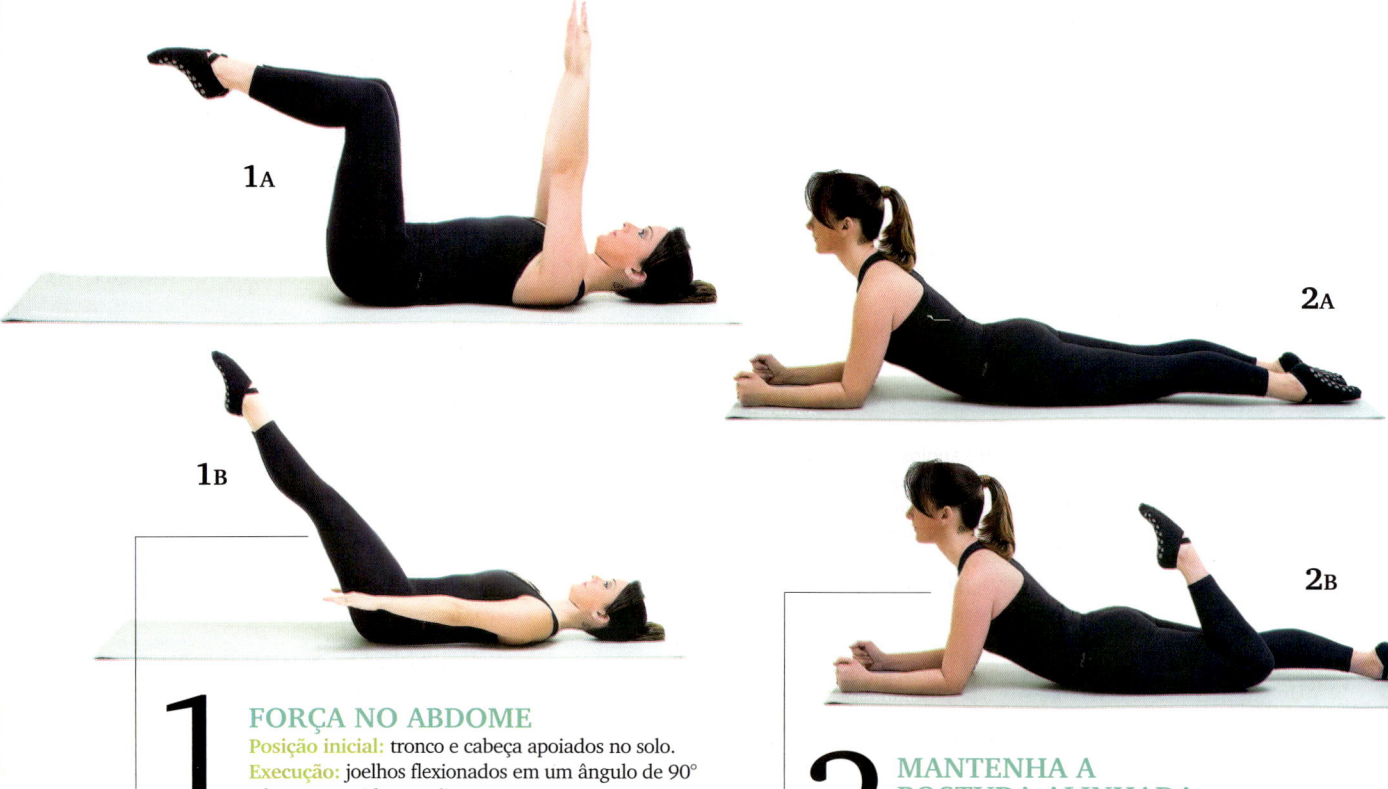

1 FORÇA NO ABDOME

Posição inicial: tronco e cabeça apoiados no solo.
Execução: joelhos flexionados em um ângulo de 90° e braços erguidos em direção ao teto. Leve as mãos para frente, alongando os braços no sentido dos pés, e estique as pernas unindo os calcanhares. Os movimentos dos braços devem ser curtos e rápidos.
Respiração: inspire para subir nas primeiras cinco vezes e expire nas outras cinco ao descer.

2 MANTENHA A POSTURA ALINHADA

Postura inicial: deite-se de barriga para baixo, com as pernas paralelas.
Execução: com os cotovelos flexionados e punhos fechados, estenda o tronco. Flexione os joelhos, levando o calcanhar em direção aos glúteos. Faça o mesmo com a outra perna.
Respiração: inspire ao flexionar o joelho direito e expire na flexão do esquerdo.

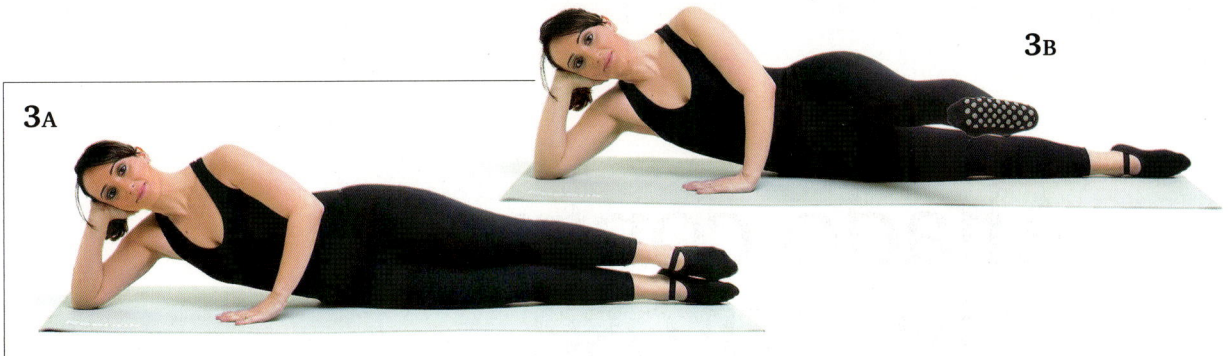

3 RESISTÊNCIA NOS QUADRIS
Postura inicial: de lado, estabilize a pélvis, apoie uma mão à frente do corpo, no chão, e use a outra como base para apoiar a cabeça.
Execução: eleve a perna até a altura do quadril, movimente-a para frente e para trás.
Respiração: inspire ao chutar para frente e expire ao voltar com a perna.

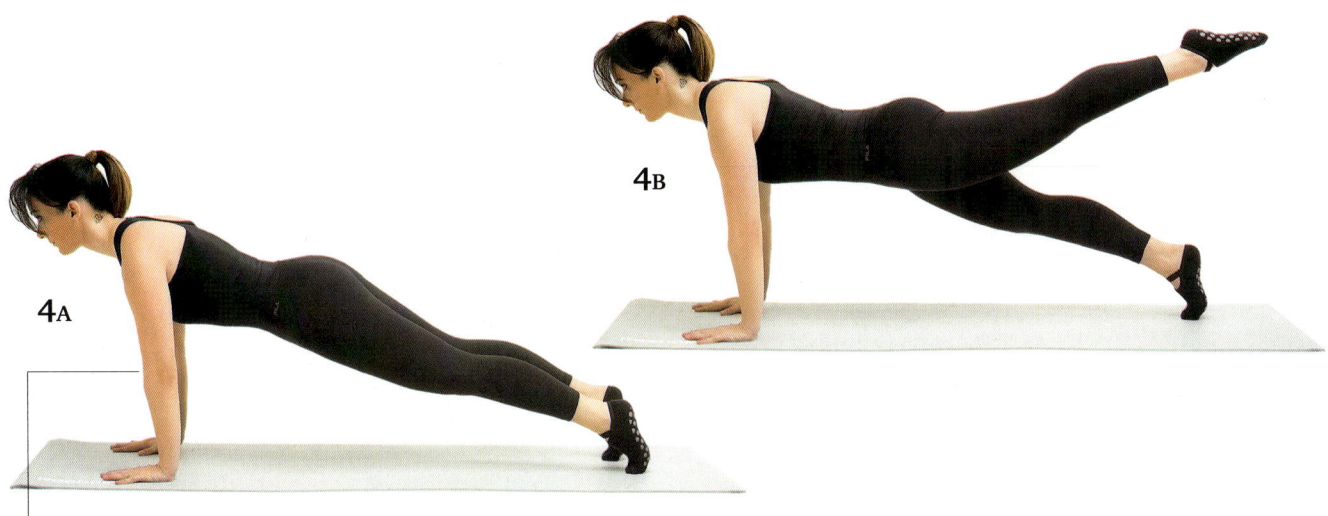

4 BRAÇOS MAIS FORTES
Postura inicial: sobre quatro apoios — braços estendidos e punhos alinhados ao solo e nas pontas dos pés.
Execução: eleve uma das pernas, mantendo o quadril suspenso, e retorne à posição do início. Repita o movimento com a outra perna.
Respiração: inspire ao elevar a perna e expire ao descer.

5 COSTAS TRABALHADAS
Postura inicial: deitado de bruços, com a testa apoiada sobre as mãos unidas.
Execução: pressione os membros inferiores e eleve as pernas.
Respiração: expire quando elevar as pernas.

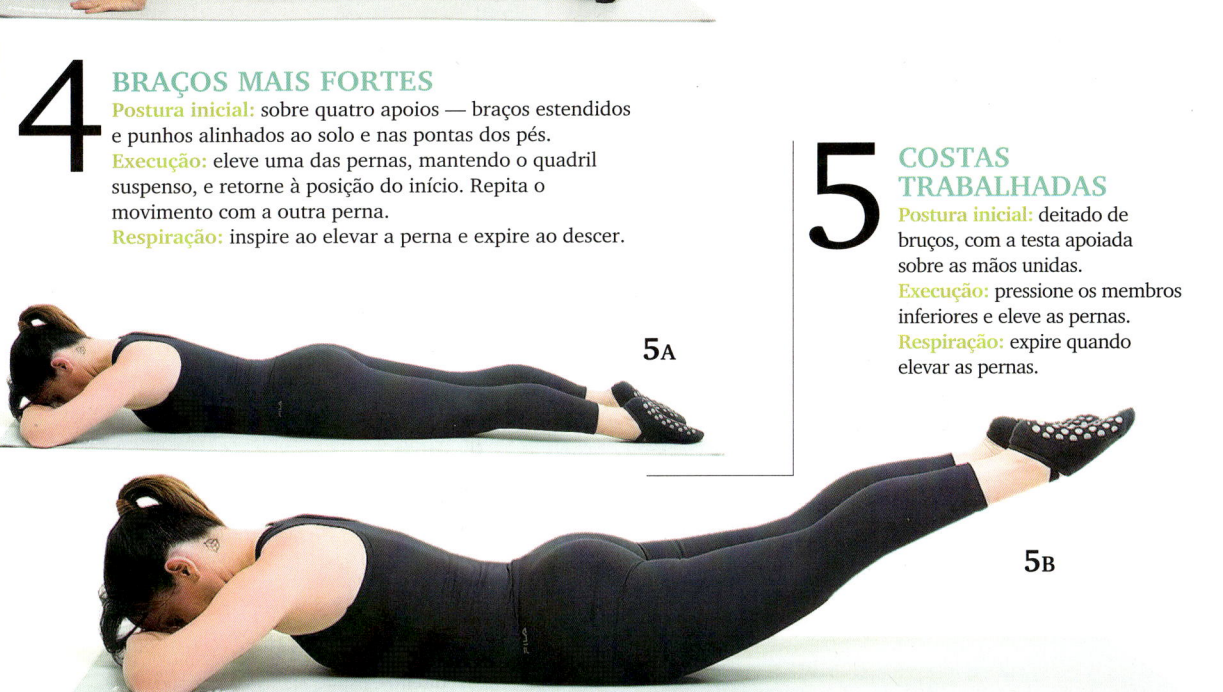

Fotos: Fabrizio Pepe/Escala Imagens

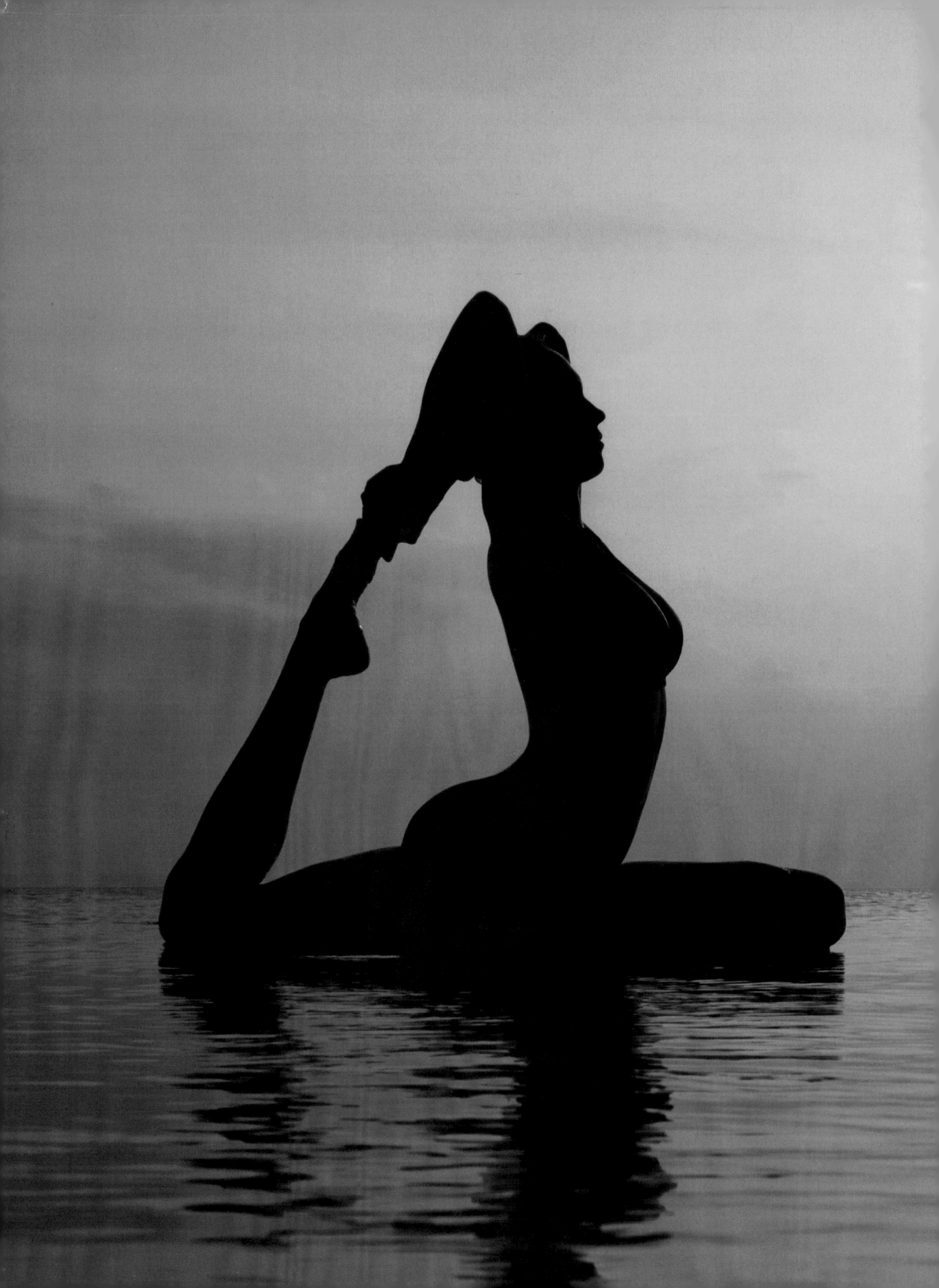

CAPÍTULO 2

EQUILÍBRIO COMPLETO
com o ioga

Religião, filosofia ou mera ginástica? Definições à parte, o fato é que esse conhecimento milenar realmente funciona, traz vários benefícios à saúde e soma mais de 200 milhões de adeptos mundo afora

CAPÍTULO 2
IOGA

HISTÓRICO

Da Índia para o mundo

Não é possível determinar com exatidão quando o ioga surgiu. Acredita-se, porém, que já fosse praticado pela civilização do Vale do Indo (3500 a.C. a 2000 a.C.), uma das três primeiras do Velho Mundo e que ocupava os dois lados da atual fronteira entre o Paquistão e a Índia. Os primeiros registros de fato aparecem compilados no Yoga Sutra, um conjunto de 196 aforismos atribuídos ao sábio indiano Patañjali, que os teria escrito entre 400 e 200 a.C. O livro traz técnicas relativas ao *yama* (princípios éticos) e ao *samadhi* (meditação profunda).

Atrelado há séculos com a cultura indiana, o ioga demorou para chegar ao Ocidente porque era visto com desconfiança por aqui. Foi Swami Vivekananda quem disseminou a prática mundo afora. Em 1893, o guru participou do Congresso das Religiões, em Chicago (EUA), e apresentou o hinduísmo. Consequentemente, o ioga também foi introduzido. Seu discurso, que começou com "Irmãs e irmãos da América", foi ovacionado de pé por uma plateia de 7 mil pessoas.

No Brasil, o ioga foi trazido pelo francês Sevananda Swami em 1947, quando apresentou seus ensinamentos em um congresso no Rio de Janeiro (RJ). Seis anos depois, o guru recebeu a doação de um terreno em Resende (RJ) e fundou o AMO-PAX, centro esotérico que abrigava uma escola de Sarva Yoga e um mosteiro. Mais tarde, o lugar fugiu do sistema tradicional de ioga e se converteu na Igreja Expectante, um complexo místico-religioso ainda em funcionamento.

Apesar de ter uma forte ligação com a religião hindu, o ioga não envolve crenças nem rituais. A única proposta é religar o ser humano à sua essência. O iogue, como é chamado o praticante da doutrina, deve alcançar essa união por meio do domínio da mente, do corpo e do espírito, e com ajuda das famosas posturas. O resultado é uma série de benefícios à saúde, como redução nos níveis de colesterol, melhora de problemas respiratórios, controle da pressão arterial e um

GRAFIAS E PRONÚNCIA

Yoga é uma palavra do sânscrito (língua ancestral do Nepal e da Índia) que pode ser traduzida como "unir" ou "juntar", no sentido de religar o ser humano à sua essência. O *Bhagavad Gita*, grande clássico da literatura indiana e uma espécie de bíblia para os iogues, aponta seis significados para o termo. Seja lá como for, embora seja mais comum encontrá-la grafada com "y", a palavra ganhou tradução no Vocabulário Ortográfico da Língua Portuguesa (VOLP). Desde então, a nomenclatura correta no Brasil passou a ser ioga, com "i" mesmo. Vale destacar também que se trata de um substantivo masculino e, portanto, deve-se pronunciá-lo com "o" fechado, como em "ovo", e escrevê-lo sem acento circunflexo.

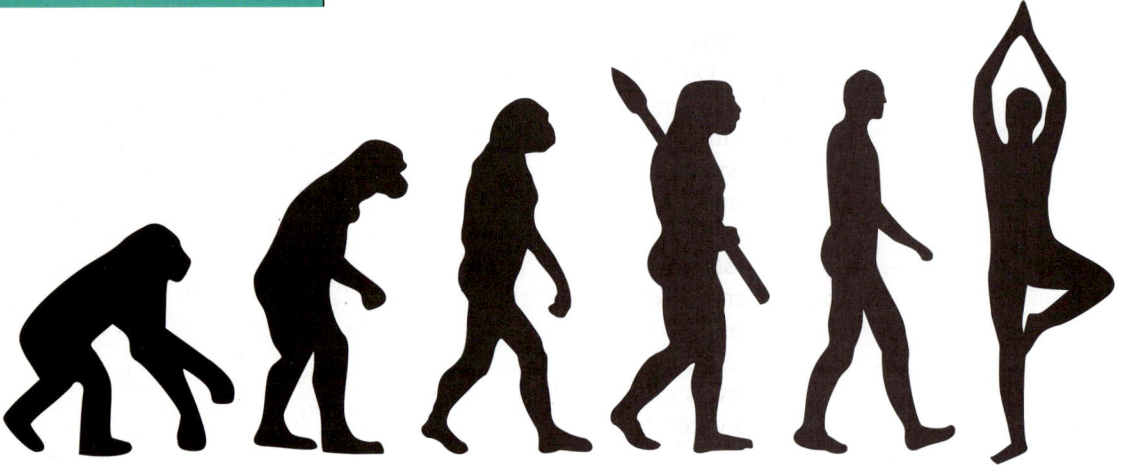

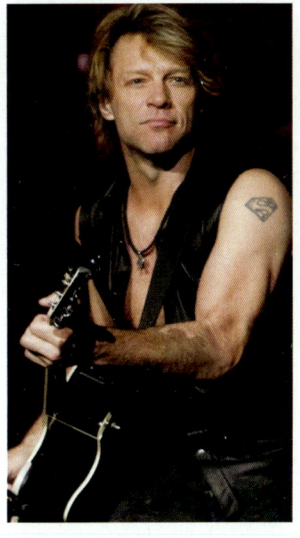 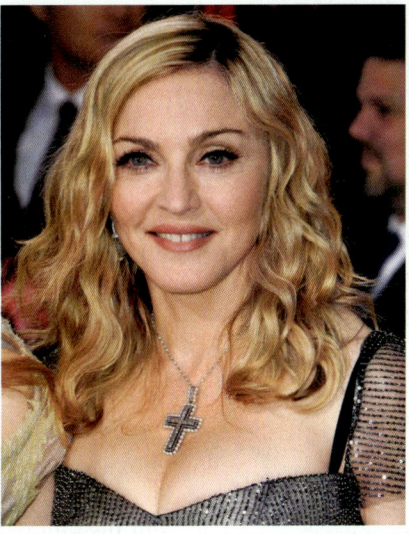 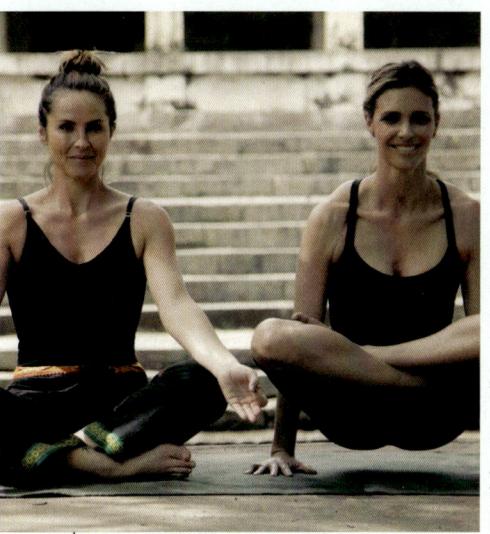

Embora tenha ligação com o hinduísmo, o ioga não envolve crenças nem rituais. A ideia é reconectar o ser à sua essência

Famosos como Jon Bon Jovi, Madonna e Fernanda Lima são adeptos do ioga. Para a top model Gisele Bündchen (abaixo), a prática ajuda a manter a boa forma e proporciona paz interior

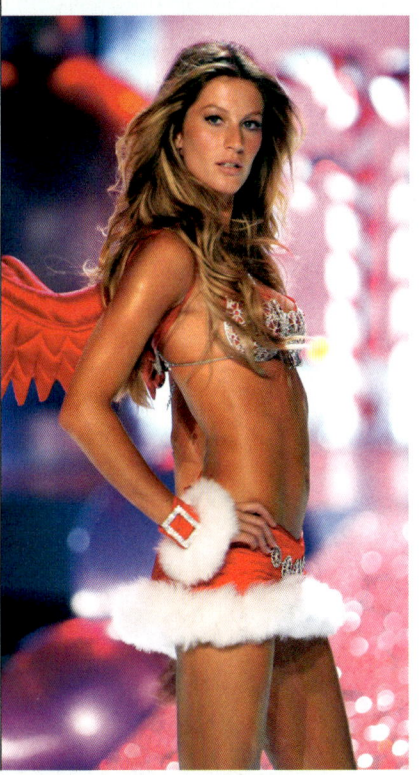

invejável condicionamento físico. Não à toa, mais de 200 milhões de pessoas praticam ioga ao redor do mundo, de acordo com dados da Unesco, que o declarou Patrimônio Imaterial da Humanidade.

Existe até o Dia Internacional do Ioga, celebrado anualmente em 21 de junho, quando os iogues se reúnem em locais públicos para meditar e praticar as posturas. Em 2015, a data foi comemorada em 251 cidades de 191 países, incluindo cartões-postais como a Torre Eiffel, em Paris (França), e a Times Square, em Nova York (EUA).

Entre os praticantes, encontram-se também várias celebridades. Um destaque é o ator e ex-*wrestler* americano Diamond Dallas Page. Após sofrer um problema nas costas e ter o fim de sua carreira decretado, ele descobriu o ioga. Com isso, não só se curou como continuou lutando nos ringues por mais 15 anos. O mais interessante é que ele pegou os ensinamentos e os compilou em um curso dedicado a atletas. Chamado de DDP Yoga, o programa já vendeu mais de 300 mil cópias e até salvou (literalmente) a vida de dois antigos lutadores: Jake "The Snake" Roberts e Razor Ramon.

Outro famosos que praticam ioga são os cantores Jon Bon Jovi e Adam Levine (do Maroon 5), as *popstars* Madonna e Lady Gaga, a apresentadora Fernanda Lima e as atrizes Reese Witherspoon e Mariana Ximenes. Gisele Bündchen e o marido Tom Brady também são adeptos. A modelo brasileira, inclusive, declarou que o ioga e a meditação são duas atividades indispensáveis em sua vida e essenciais para encontrar a paz interior. Só falta você aderir!

CAPÍTULO 2
IOGA

FUNDAMENTOS

MUITO MAIS QUE *poses*

Baseado em técnicas de respiração, meditação e posturas nada convencionais, o ioga pode ser praticado por qualquer pessoa e está entre as dez atividades terapêuticas mais utilizadas no mundo

O ioga é uma prática milenar que chegou ao Ocidente com algumas variações. De acordo com a Sociedade Brasileira de Yoga Integral (SBY), os ensinamentos foram simplificados a fim de que os iogues do lado de cá pudessem conhecer e se familiarizar melhor com a doutrina ensinada. Para tanto, foram criadas quatro ramificações: Karma Yoga, Bhakti Yoga, Hatha Yoga e Jnana Yoga. "Outras variações são apenas nomes modernos que descendem de uma destas vertentes", explica Mahesh Charu Sarva Swami, presidente da entidade.

O Karma Yoga é conhecido como o ioga da ação. Ele ensina que toda atividade é a manifestação de um ser supremo através de nós. O maior guru desse braço do ioga é ninguém menos que Mahatma Gandhi (1869-1948). Além de lutar pela independência da Índia e pela paz entre hindus e muçulmanos, o líder pacifista utilizou e difundiu a técnica a partir do que é ensinado no *Bhagavad Gita*, o mais célebre texto sobre autoconhecimento da tradição milenar indiana.

O Bhakti Yoga, por sua vez, é voltado à devoção. Para praticá-lo, os iogues recorrem a mantras sagrados, rituais védicos e adoração à fonte de tudo o que existe. "É importante, porém, não confundi-lo com uma religião", alerta Mahesh Charu.

O ioga mais praticado no Ocidente, no entanto, é o Hatha Yoga, que se subdivide em duas vertentes. De um lado está o Raja Yoga, ou ioga real. A técnica treina a mente e propõe uma única posição para meditar. "A outra é chamada de Hatha Yoga mesmo. Ela utiliza o corpo como ferramenta para domínio da mente por meio de diversos tipos de posturas, que podem ser estáticas, ativas, de equilíbrio ou inversas", explica Anna Ivanov, presidente da

O tipo de ioga mais praticado no Ocidente é o Hatha, que valoriza as técnicas respiratórias

Associação Internacional dos Professores de Yoga (IYTA). É nesta linha que atuam dois tipos de ioga bastante conhecidos do público: o Kundalini e o Kriya.

Vale destacar que a parte mais importante do Hatha Yoga é o *pranayama* (técnicas respiratórias). "Ele permite o controle total da respiração e promove melhorias nos níveis corporal (controle das emoções), mental (maior percepção de si) e espiritual (conexão com a fonte de pura energia). Quando esses três estágios são atingidos, nada lhe faltará", comenta Mahesh Charu.

A última vertente é o Jnana Yoga, chamado também de ioga do conhecimento. Seu propósito principal é remover a mente e as emoções de uma percepção equivocada de si mesmo e da vida. É conhecido por ser a mais difícil entre as práticas, porque exige do iogue um grau de determinação e entendimento que vai além da própria filosofia.

DE OLHO NOS MÉTODOS

Para descobrir o tipo de ioga mais apropriado ao seu perfil, vale experimentar diferentes aulas. Ao visitar um centro de ioga, preste atenção nos seus instintos sobre o lugar. Leve em conta a forma como você é tratado pela equipe e como reage aos outros alunos. "É importante buscar por uma escola ou um professor que tenha uma linhagem, pois o ioga é passado de mestre para discípulo. Não é algo criado por um homem moderno. Qualquer tentativa de ensinar a doutrina por meio de processos próprios é um grave engano. Fuja deles", completa o presidente da SBY.

Também é importante destacar que ioga não é uma espécie de ginástica. Isso porque, na ginástica, a principal proposta é queimar calorias e trazer qualidade de vida. O ioga, entretanto, tem o intuito mais amplo, de proporcionar não apenas benefícios físicos como também espirituais. E mais: por ter movimentos leves, executados de acordo com as condições do praticante, o método pode ser

O ioga divide-se em quatro ramificações principais que deram origem a uma infinidade de vertentes

CAPÍTULO 2
IOGA
FUNDAMENTOS

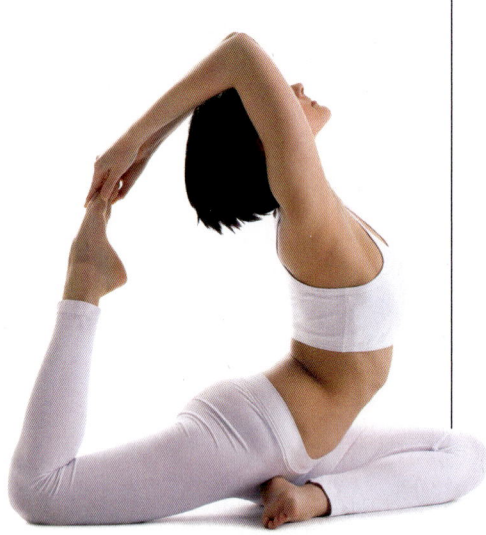

realizado por pessoas de qualquer idade, inclusive crianças. Para ter melhores resultados com o ioga, muitos praticantes apostam em uma alimentação mais saudável. Mahesh Charu aconselha que ela seja preferencialmente vegetariana, para não intoxicar o corpo. Mas essa não é uma regra obrigatória. Ter disciplina, porém, é: "Embora seja um hábito bem difícil para o homem moderno, sem disciplina não podemos praticar ioga", diz o presidente da SBY. Até porque é necessário realizar as posturas todos os dias. Se você não incorporá-las no cotidiano, elas não surtirão efeito. Ou seja, dedicar-se por 15 minutos diariamente é melhor do que praticar uma hora duas vezes por semana.

Se você se empenhar e adotar o ioga para a sua vida, os primeiros resultados serão observados em seu corpo: diminuição de dores nas costas, melhora da postura e do sono, além de menor irritação e mais tolerância. No longo prazo, a prática favorece a saúde mental e reduz o risco de desenvolver doenças cardiovasculares ou respiratórias. São tantos benefícios que quem vira iogue dificilmente deixa de ser.

O ABC DO IOGA

Saiba o que significam os termos em sânscrito mais usados pelos iogues:

ASANA: são as posturas do ioga. Terceiro dos oito estágios, o *asana* enfatiza o alcance de uma posição estável e confortável. Tem o objetivo de harmonizar físico, mente e espírito.

BANDHAS: conjunto de técnicas que contraem determinadas áreas do corpo e estão relacionadas aos chacras, que funcionam como canalizadores do fluxo energético.

BHAGAVAD GITA: célebre texto da tradição indiana que trata sobre filosofia e espiritualidade e faz parte do *Mahabharata*, a escritura sagrada de maior importância no hinduísmo. Em sânscrito, significa Canção de Deus.

CHACRAS: são centros energéticos do corpo, que distribuem a energia por meio de canais que nutrem órgãos e sistemas. Os sete principais ficam localizados ao longo da coluna vertebral e seguem as cores do arco-íris.

KRIYA: termo que significa "atividade". São técnicas de purificação típicas do ioga antigo. A arte de limpar o corpo, por fora e por dentro.

MUDRÁS: posições das mãos que influenciam a energia dos corpos físico, emocional e espiritual. Pode ser traduzido para "gesto", "selo", "senha" ou "chave".

NAMASTÊ: trata-se de um cumprimento típico do sul da Ásia, que significa "eu saúdo a você". É realizado com a junção das palmas das mãos na altura do peito.

PRANA: energia cósmica que se manifesta em todas as coisas que vivem no mundo. Embora seja invisível, tem uma vibração puramente divina, que pode ser encontrada na natureza, na água, no ar, na terra e no fogo.

PRANAYAMA: controle voluntário sobre o *prana*. Trata-se de uma série de exercícios de respiração, correspondente ao quarto estágio do ioga, que faz circular a energia cósmica por todo o corpo do praticante.

VRSCHIKASANA: também conhecida como Postura do Escorpião, essa *asana* está entre as favoritas de quem faz posições invertidas. Apresenta alto grau de dificuldade e o objetivo de reorganizar o *prana*.

8 estágios
DA PLENITUDE

Um dos objetivos da jornada do ioga é integrar os corpos físico, mental e espiritual. Para alcançar essa plenitude, deve-se passar por oito etapas. Dizem que quem segue todos os estágios alcança a completa libertação da alma.

1 YAMA — Princípios Éticos
Representa as atitudes que devem ser evitadas. Entre elas: jamais causar dor a nenhuma criatura, não mentir, não roubar, não ser escravo dos impulsos sexuais e renunciar à possessão.

2 NIYAMA — Princípios de Conduta
Ligado a etapas de autopurificação. Isso inclui a pureza corporal e mental, o contentamento, o controle dos desejos egocêntricos, o estudo da metafísica do ioga e as práticas devocionais.

3 ASANA — Posturas Físicas
Representa os movimentos do ioga, que devem ser estáveis e confortáveis. Seu objetivo é proporcionar estabilidade das emoções e do corpo, além de reduzir ao mínimo o esforço físico.

4 PRANAYAMA — Controle Respiratório
O domínio da respiração ou da bioenergia resulta de exercícios que harmonizam a inspiração (*puraka*), a expiração (*rechaka*) e a retenção do ar (*kumbhaka*).

5 PRATYAHARA — Domínio dos Sentidos
É a emancipação da mente, quando os sentidos já não estão mais em contato com seus próprios objetos e assumem a natureza da consciência.

6 DHARANÁ — Concentração
Focar a prática em um só ponto, que pode ser um símbolo (*yantra*), um diagrama geométrico (*mandala*), uma vocalização (*mantra*) ou um ritmo corporal.

7 DHYANA — Meditação
Técnica para deter as turbulências da mente, saturando-a na contemplação de um objeto até que se possa observar a própria consciência.

8 SAMADHI — Contemplação
É o estado mais elevado do ioga, alcançado por meio da meditação profunda, quando o praticante torna-se uno com o objeto de sua meditação.

CAPÍTULO 2
IOGA

MODALIDADES

Escolha o melhor método para você

Há cerca de 400 tipos de ioga. Conheça oito técnicas e descubra qual se adapta mais ao seu perfil

Sempre que as academias anunciam uma aula de ioga, a palavra geralmente vem acompanhada de outro nome na frente, capaz de mudar o que você acha que sabe sobre a técnica. Antes de tudo, saiba que existem três pilares da prática: amor, conhecimento e ação.

Alexandre dos Santos, membro da Associação Brasileira de Profissionais de Yoga (RJ), ensina: "O aluno deve escolher o tipo mais adequado à sua personalidade, mas toda sessão envolve elementos das três áreas".

Todas as variações, a propósito, trabalham a busca pelo autoconhecimento por meio da filosofia e da meditação. "Esse acaba sendo o objetivo maior da prática", explica Marcos Rojo Rodrigues, professor do Centro de Práticas Esportivas da Universidade de São Paulo (USP). Isso significa que você pode escolher a que melhor atende às suas metas de saúde: "Há cerca de 400 interpretações da modalidade", contabiliza Anderson Gouveia, diretor do Centro Cultural de Yoga Perdizes (SP).

Confira oito estilos bastante difundidos no Brasil e descubra qual combina mais com você.

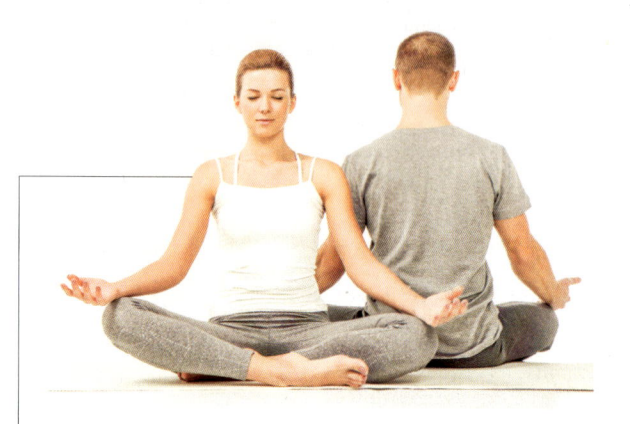

EQUILIBRAR AS ENERGIAS

Aposte no Kundalini Yoga
Características: Kundalini é uma energia que vem do centro da espinha, capaz de expandir a consciência. Para isso, utiliza recursos do Hatha Yoga (como as posturas), práticas de respiração, exercícios de meditação e movimentos de braços e mãos.
Benefícios: equilibra a energia, relaxa a mente e alonga a maioria dos músculos.

CUIDAR DA POSTURA

Faça Iyengar Yoga
Características: é focado na execução das posturas. Os alunos passam um bom tempo em cada posição, enquanto o instrutor corrige e demonstra a técnica correta. A aula conta com o apoio de acessórios (cintos, cadeiras e almofadas).
Benefícios: bom para quem tem problemas de coluna.

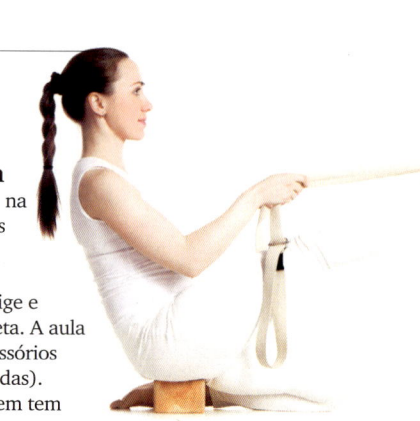

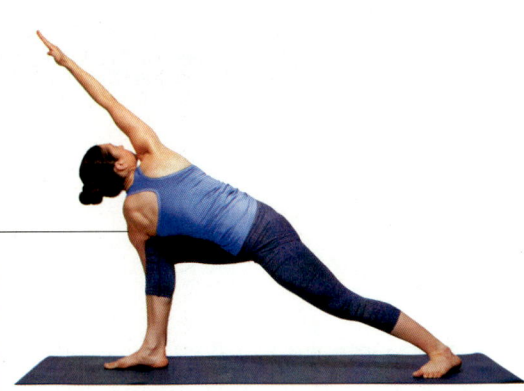

QUEIMAR CALORIAS

Tente o Ashtanga Yoga
Características: é uma vertente do Hatha Yoga, mas é mais dinâmico. Os movimentos são rápidos, buscando sempre aquecer o corpo, o que gera uma queima calórica bastante elevada.
Benefícios: além de melhorar a respiração e a flexibilidade, estimula o emagrecimento.

RELAXAR O CORPO E TRABALHAR A MENTE

Estilo Hatha Yoga
Características: execução de posturas clássicas (*asanas*), técnicas de respiração (*pranayamas*) e contrações musculares.
Benefícios: corrige a postura, melhora a eficiência respiratória e intensifica a sensação de bem-estar.

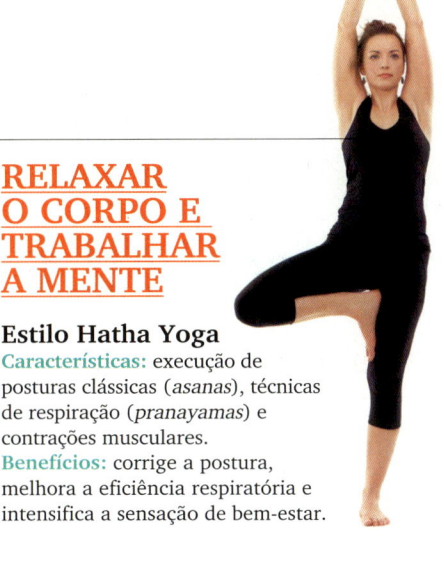

TREINAR COM MAIS ESTILO

Pratique Swasthya Yoga
Características: também baseado no Hatha Yoga, traz posturas aliadas à respiração, técnicas de purificação e meditação. As posições são realizadas em forma de coreografia. Isso extingue tanto as pausas quanto as interrupções.
Benefícios: trabalha a força, aumenta a flexibilidade e dá mais resistência.

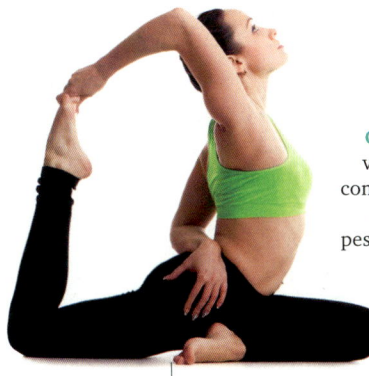

CONHECER A SI MESMO

Que tal o Raja Yoga?
Características: o método está voltado ao autoconhecimento e combina as posturas com técnicas de meditação. É indicado para pessoas introspectivas, sem muito interesse na perda de peso ou definição dos músculos.
Benefícios: melhora a qualidade do sono, acalma e turbina a concentração.

PERDER PESO

Invista no Power Yoga
Características: não é considerado um ioga oficial, mas é muito praticado em academias. Foi trazido dos Estados Unidos e mistura posturas comuns com movimentos que levam ao relaxamento.
Benefícios: corrige a postura, melhora o condicionamento físico, intensifica a flexibilidade e queima calorias.

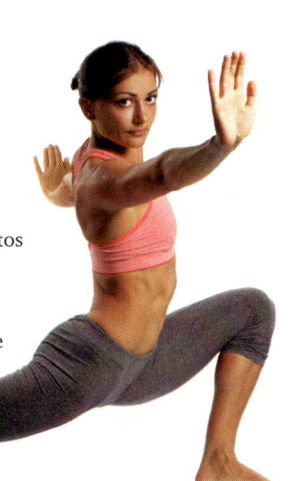

AUMENTAR A FLEXIBILIDADE

Prefira o Acro Yoga
Características: mescla posturas e acrobacias feitas com a ajuda de um parceiro. Envolve força, equilíbrio e confiança. Certos exercícios exigem que um dos praticantes se apoie no colega.
Benefícios: trabalha não só a força e a flexibilidade como também aperfeiçoa o equilíbrio, além de sociabilizar.

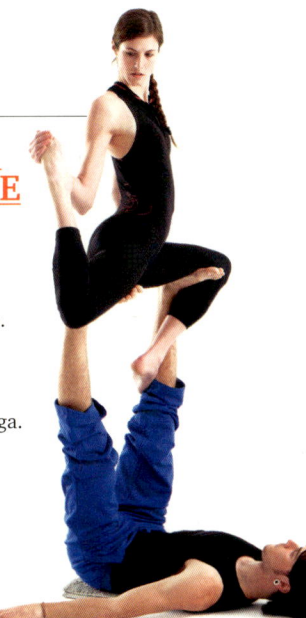

CAPÍTULO 2
IOGA
BENEFÍCIOS

10 MOTIVOS PARA VOCÊ *praticar*

AUMENTA A FLEXIBILIDADE
As posições parecem impossíveis em um primeiro momento, mas aos poucos se tornam parte da rotina de quem pratica ioga. Por meio de exercícios de alongamento adaptados a cada aluno – como gestantes, pessoas com problemas de coluna ou idosos –, é possível, desde a primeira aula, sentir os benefícios do treino.

FACILITA A DIGESTÃO
Além de valorizar uma alimentação saudável, rica em frutas, verduras e cereais, o ioga auxilia na melhor qualidade de digestão e excreção graças às suas posturas, que estimulam, tonificam e oxigenam glândulas e órgãos de uma maneira intensa e bastante benéfica ao organismo.

PREVINE LESÕES E INCONTINÊNCIA
O ioga diminui o risco de quedas por meio de técnicas que desenvolvem o equilíbrio, flexibilizam as articulações dos pés, tornozelos e joelhos, e ainda fortalecem e tonificam os músculos das pernas e dos glúteos. Além disso, a prática regular auxilia nos casos de incontinência urinária, uma vez que utiliza técnicas que reforçam a musculatura do assoalho pélvico.

FORTALECE A RESPIRAÇÃO
Para cada posição, é preciso alinhar concentração e respiração. Este é um dos benefícios mais almejados pelos praticantes de ioga no Brasil, segundo Marcos Rojo Rodrigues, professor de ioga da Universidade de São Paulo (USP) e Ph.D. no assunto. Um estudo norueguês aponta ainda que, com a melhora na respiração, todos os órgãos são privilegiados, pois esse tipo de exercício contribui para a circulação e aumenta a imunidade do organismo.

MELHORA A QUALIDADE DO SONO

Pesquisadores de Harvard (EUA) afirmam que oito semanas diárias de ioga elevam a qualidade do sono, principalmente em pessoas com quadro de insônia. O motivo é que, com a técnica, mente e corpo se permitem relaxar. "O ioga não é só ficar de ponta-cabeça ou torcer o corpo de forma exótica. É também relaxamento, controle dos impulsos respiratórios e meditação", explica Rodrigues.

SEM RESTRIÇÕES

Quem busca atividades física com amplos benefícios e sem contraindicações deve investir nessa técnica. "A idade ideal é: o quanto antes, melhor. Mas crianças pequenas devem fazer uma preparação, pois elas ainda não têm habilidade para manter a concentração por muito tempo. Nas demais idades, em casos específicos, existem adaptações, porém não há restrições", afirma Rodrigues.

POSTURA ERETA

A má postura pode causar dor nas costas e no pescoço, além de problemas musculares e de articulações. Quando você tem maior flexibilidade, seu equilíbrio e sua postura melhoram. Nesse ponto, o ioga trabalha os músculos do núcleo, que incluem o tronco, tornando-os mais fortes, com um alinhamento corporal adequado. Além disso, as posições da técnica trazem consciência corporal, que é a percepção de posturas erradas que precisam ser acertadas.

MELHORA A MEMÓRIA E O PODER DE FOCO

Os exercícios respiratórios e técnicas de visualização praticados em quase todas as modalidades de ioga promovem maior oxigenação cerebral, concentração e capacidade de meditação.

CORPO RELAXADO E MENTE LEVE

Além de dar mais disposição para realizar as tarefas do dia a dia e aprimorar o condicionamento físico, a técnica relaxa os músculos, combate o estresse e colabora com a saúde mental e espiritual, conforme os interesses de cada praticante. Vários movimentos corporais e respiratórios aliviam tensões e ansiedade. Com o passar do tempo, a pessoa atinge novos objetivos, como autocontrole, concentração, alegria e serenidade.

CORAÇÃO NOS TRINQUES

Os métodos de relaxamento profundo promovem vários benefícios ao sistema cardiovascular, atenuando desde a hipertensão arterial até quadros de fibromialgia.

CAPÍTULO 2
IOGA

PRATIQUE EM CASA

Conheça as posturas clássicas

Asana é a denominação dada às posições do ioga, que têm o objetivo de harmonizar físico, mente e espírito. Divididas em quatro grupos (estáticas, ativas, de equilíbrio e inversas), elas apresentam diferentes propósitos e graus de dificuldade. Confira oito poses tradicionais que vão do nível 1 ao 6

1 GUERREIRO II (*Virabhadrasana II*)

Para que serve: alonga os músculos das pernas e dos braços; fortalece a musculatura de coxas, pernas e ombros; dá elasticidade às pernas, aos joelhos e aos músculos das costas; tonifica os órgãos abdominais.
Como fazer: dê um passo para trás com o pé esquerdo. Aponte seu quadril para frente e dobre o joelho direito. Levante os braços até a altura dos ombros e direcione o olhar para frente. Respire profundamente e, em seguida, repita o movimento para o outro lado.
Grau de dificuldade: 1

2 ÁRVORE (*Vrksasana*)

Para que serve: fortalece coxas, panturrilhas, tornozelos e coluna vertebral; alonga as virilhas e a parte interna das coxas, do peito e dos ombros; alivia a dor ciática e reduz pés chatos.
Como fazer: levante a perna esquerda e apoie a sola do pé na altura da coxa direita. Evite colocar o pé contra o joelho, já que isso torna o equilíbrio vulnerável. Estique os braços na altura da cabeça, juntando as palmas das mãos. Respire profundamente algumas vezes e inverta a posição das pernas.
Grau de dificuldade: 2

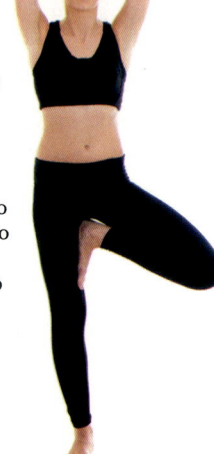

3 CACHORRO OLHANDO PARA BAIXO (*Adho Mukha Svanasana*)

Para que serve: alonga ombros, panturrilhas, arcos e mãos; fortalece braços e pernas; melhora a digestão e o sono; alivia dores de cabeça, nas costas, fadiga e cólicas menstruais.
Como fazer: coloque pés e mãos no chão. Imagine que seu corpo está formando um triângulo, no qual um lado é representado pelas pernas e o outro pelas costas e pelos braços. Dobre os joelhos e levante os calcanhares. Espalhe os dedos das mãos e empurre o chão para longe, empinando o bumbum.
Grau de dificuldade: 2

4 CAMELO (*Ustrasana*)

Para que serve: alonga toda a parte frontal do corpo, tornozelos, coxas e virilha; fortalece os músculos das costas; estimula os órgãos do abdome e pescoço.
Como fazer: apoie os joelhos e o peito dos pés no chão. As pernas devem estar afastadas na largura dos quadris. Eleve o braço direito para frente e faça um grande círculo apoiando a mão no calcanhar. Repita o movimento com o braço esquerdo. Solte a cabeça para trás e olhe para o teto.
Grau de dificuldade: 3

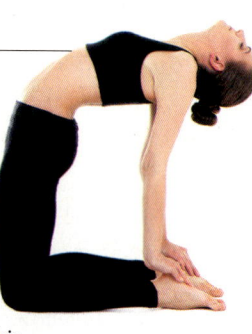

Muito mais do que simples alongamentos, o asana fortalece o corpo e dá mais clareza aos pensamentos

5 ARADO (*Halasana*)
Para que serve: fortalece braços, ombros, mãos, pulsos e pernas; alonga costas e músculos da barriga; reduz problemas de fadiga. É uma alternativa terapêutica para dores lombares e de cabeça, infertilidade e sinusite.
Como fazer: deite de barriga para cima e eleve o quadril e as pernas para trás da cabeça, tentando tocar o chão com os pés. Segure as costas com as mãos caso seja necessário. Após se firmar na posição, alongue os braços em direção oposta à das pernas.
Grau de dificuldade: 4

6 CEGONHA (*Padahastasana*)
Para que serve: aumenta a flexibilidade da coluna e dos músculos posteriores da coxa; melhora o sistema digestivo; ajuda a cessar a ansiedade.
Como fazer: com as pernas esticadas, expire e flexione o torso para frente. Mantenha as costas retas. Depois, envolva as mãos por trás dos tornozelos com as palmas viradas para cima. Caso não consiga levar as mãos até o chão, deixe os braços relaxados ao lado do corpo.
Grau de dificuldade: 4

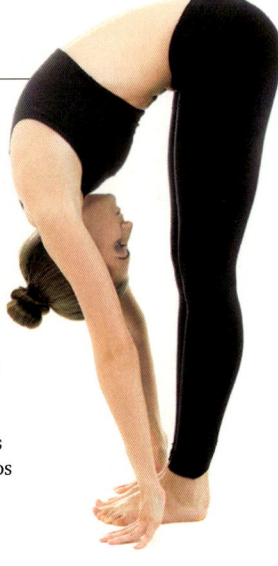

7 DANÇARINO (*Natarajasana*)
Para que serve: alonga ombros, peito, coxas, virilha e abdome; fortalece pernas e tornozelos, além de melhorar o equilíbrio.
Como fazer: transfira seu peso para a perna esquerda. Flexione o joelho direito e segure o tornozelo com a mão direita. Eleve o braço esquerdo para o alto e leve o torso um pouco para frente, a fim de contrabalancear. Fixe o olhar na frente.
Grau de dificuldade: 5

8 ÁGUIA (*Garudasana*)
Para que serve: fortalece tornozelos e panturrilhas; ajuda a evitar cãibras; alonga coxas, quadris, ombros e a parte superior das costas; melhora a concentração.
Como fazer: cruze a perna esquerda por trás da direita e aponte os dedos do pé esquerdo em direção ao solo. Quando se sentir equilibrado, cruze os braços, em frente ao seu peito, de forma que o braço direito fique sobre o braço esquerdo. Dobre os cotovelos e mantenha as palmas das mãos juntas.
Grau de dificuldade: 6

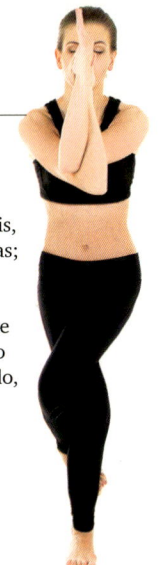

CAPÍTULO 2
IOGA

EXERCÍCIOS PARA CADA SINTOMA

Ioga hormonal alivia a TPM

As cólicas, o inchaço e o mau humor da Tensão Pré-Menstrual podem ser aliviados com posturas e respiração. A instrutora Luciana Leona ensina as posições que amenizam esses sintomas

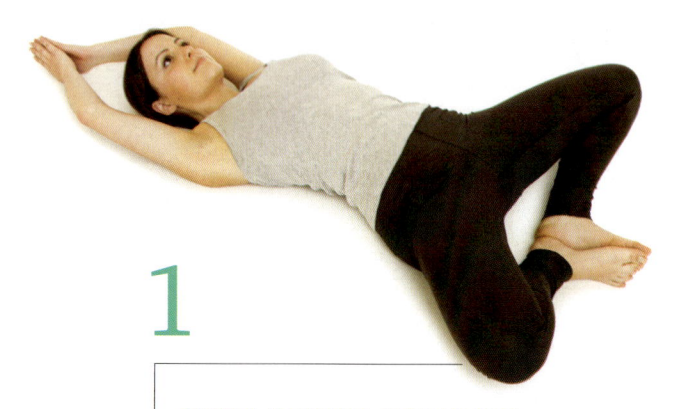

1

SUPTA BADDHA KONASANA
Deite-se com as solas dos pés unidas o mais próximo do quadril e os braços soltos perpendicularmente ao corpo. Abra suavemente os quadris e os músculos da parte interna das coxas. Isso promove um alívio dos distúrbios dos órgãos reprodutores.

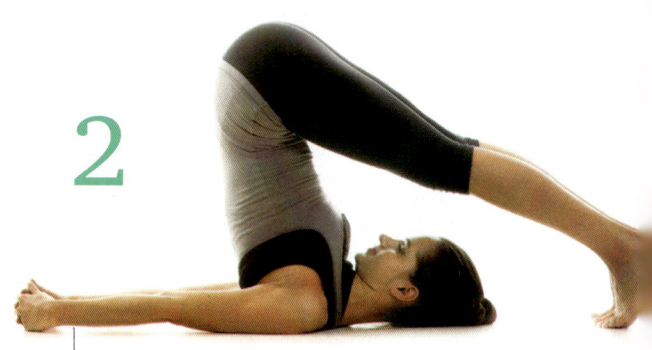

2

HALASANA
Posição invertida em que os pés tocam o solo. Ela ativa e regula a glândula da tireoide. É excelente para quem sofre de hipotireoidismo e rejuvenesce o sistema nervoso.

3

VIPARITA KARANI
As pernas ficam em um ângulo de 90° com o corpo. Aliada à respiração completa, essa postura é restaurativa e relaxante. Também ajuda a estimular a produção de hormônios na tireoide, sendo contraindicada a quem tem hipertireoidismo.

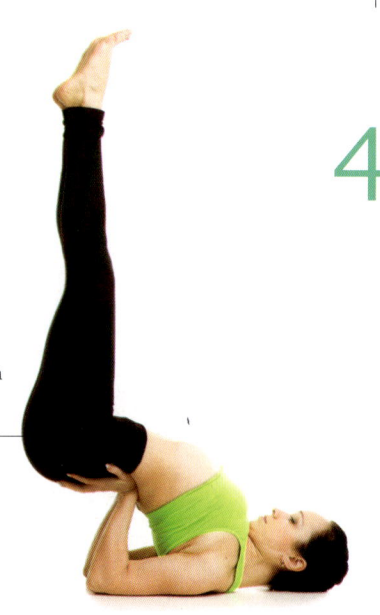

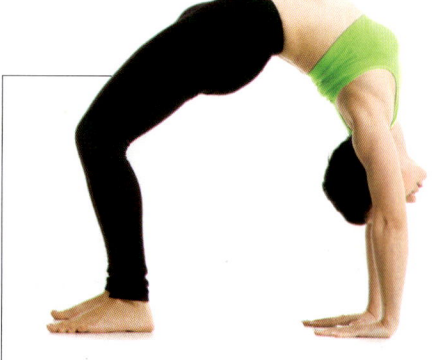

4

URDHVA DHANURASANA
A posição do arco invertido energiza o aparelho reprodutor feminino e estimula a tireoide, sendo indicada para casos de infertilidade, depressão e também para amenizar as desagradáveis dores na lombar que costumam acometer as mulheres durante o período menstrual.

Dê adeus à dor de estômago

Há vários movimentos que beneficiam o sistema digestivo. Veja a sequência de exercícios sugerida pela professora Shakti Leal para aliviar problemas gastrointestinais

1

UTTHITA TRIKONASANA

Afaste os pés, eleve os braços na altura dos ombros e, ao soltar o ar, flexione o tronco para a direita. Com os braços estendidos, vire o rosto para a direita. Mantenha a posição por alguns instantes e repita para o outro lado.

2

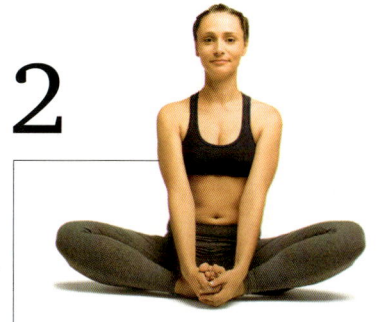

BADDHA KONASANA

Sente-se em local confortável e mantenha a coluna ereta. Flexione as pernas até que as plantas dos pés toquem uma na outra. O objetivo é fazer com que os calcanhares fiquem cada vez mais próximos à região da virilha. Tente encaixar o quadril melhor para que isso aconteça. Mantenha a posição e segure os pés com as mãos, respirando tranquilamente.

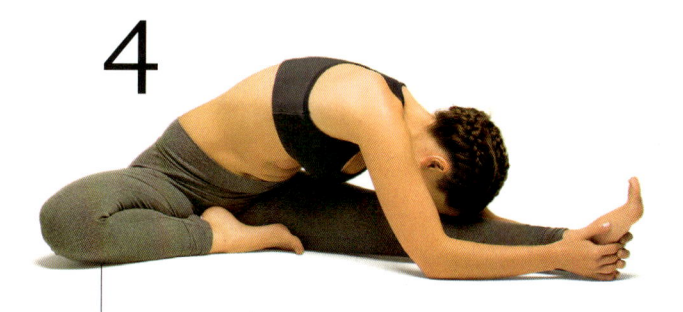

3

UTTHITA MARICHYASANA

Sentado com as pernas esticadas, flexione a perna direita por cima da esquerda. Posicione a mão direita atrás das costas. O braço contrário servirá como uma alavanca, apoiando no joelho flexionado. Inspire. Ao soltar o ar, faça a torção olhando sobre o ombro. Quando precisar inspirar novamente, retorne e repita a posição para a esquerda.

4

JANU SIRSASANA

Sentado, afaste as pernas e leve o calcanhar direito próximo à virilha, com a perna esquerda estendida. Gire o tronco para a esquerda enquanto as mãos seguram a perna. Ao soltar o ar, flexione o tronco, levando a cabeça em direção ao joelho. Eleve o tronco e repita para o outro lado.

CAPÍTULO 2
IOGA

EXERCÍCIOS PARA CADA SINTOMA

Posições para baixar a pressão

A hipertensão arterial tem feito cada vez mais vítimas entre os brasileiros, mas o ioga pode ser uma alternativa para reverter a situação. Veja como praticar cada exercício

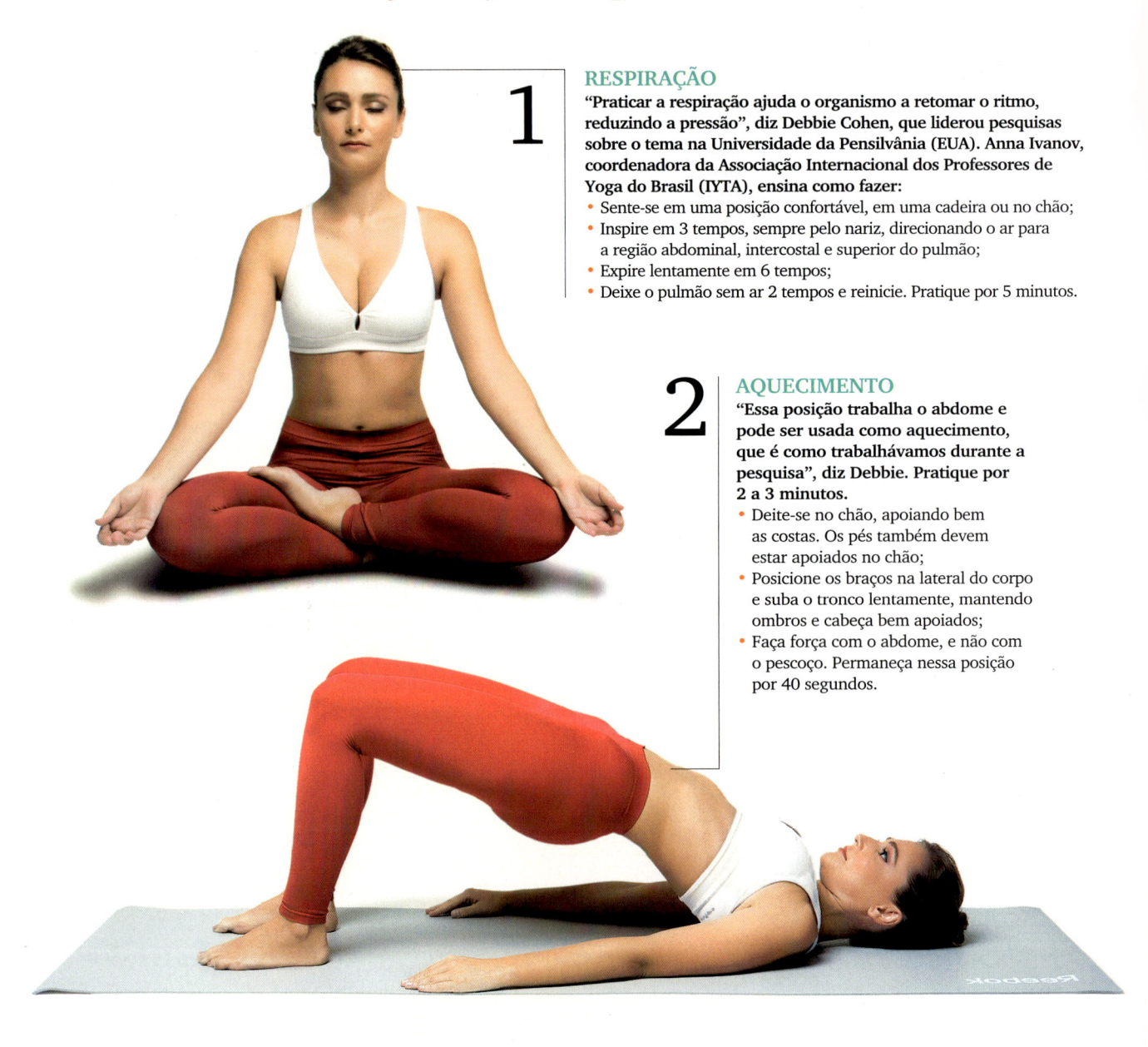

1 RESPIRAÇÃO

"Praticar a respiração ajuda o organismo a retomar o ritmo, reduzindo a pressão", diz Debbie Cohen, que liderou pesquisas sobre o tema na Universidade da Pensilvânia (EUA). Anna Ivanov, coordenadora da Associação Internacional dos Professores de Yoga do Brasil (IYTA), ensina como fazer:

- Sente-se em uma posição confortável, em uma cadeira ou no chão;
- Inspire em 3 tempos, sempre pelo nariz, direcionando o ar para a região abdominal, intercostal e superior do pulmão;
- Expire lentamente em 6 tempos;
- Deixe o pulmão sem ar 2 tempos e reinicie. Pratique por 5 minutos.

2 AQUECIMENTO

"Essa posição trabalha o abdome e pode ser usada como aquecimento, que é como trabalhávamos durante a pesquisa", diz Debbie. Pratique por 2 a 3 minutos.

- Deite-se no chão, apoiando bem as costas. Os pés também devem estar apoiados no chão;
- Posicione os braços na lateral do corpo e suba o tronco lentamente, mantendo ombros e cabeça bem apoiados;
- Faça força com o abdome, e não com o pescoço. Permaneça nessa posição por 40 segundos.

MENOS ANSIEDADE

"Essa postura relaxa o quadril e a parte baixa da coluna, diminuindo a ansiedade, o estresse mental, e ajudando a regular a pressão arterial", diz o professor de ioga Antonio Tigre, do Espaço Nirvana. Pratique de 3 a 5 minutos.

- Deite-se no chão — sobre um tapete ou colchonete — em uma posição confortável;
- Abrace a canela direita, mantendo a perna esquerda esticada;
- Permaneça 30 segundos e repita com a outra perna.

3

4

RINS EM DIA

"Essa postura melhora o funcionamento dos rins e o processo de filtragem do sangue, além de diminuir a atividade da parte frontal do cérebro, regulando os órgãos internos e a circulação sanguínea", diz Tigre. Pratique por 3 a 5 minutos.

- Sente-se no chão de modo confortável, com as pernas esticadas;
- Segure a parte interna do joelho da perna esquerda e puxe a perna lateralmente;
- Desça o tronco sobre a perna esticada e fique 30 segundos nesta posição;
- Repita o movimento com a outra perna.

6

MAIS EQUILÍBRIO

"Essa é uma das posições que podem ser mantidas por mais tempo, pois a judam no equilíbrio", diz Debbie. Pratique por 10 minutos.

- Mantenha-se em pé. Coloque o pé esquerdo na frente e dê um passo para trás com a perna direita. O pé direito deve ficar em um ângulo de 45°;
- Perna esquerda flexionada e joelho alinhado com o tornozelo. Os quadris ficam voltados para frente e os ombros, alinhados;
- Estenda os braços para cima, com o dedo médio voltado para o céu. Mantenha-se assim por um minuto ou o quanto conseguir. Para sair da posição, aproxime o pé direito do esquerdo e desça os braços;
- Repita para o outro lado.

5

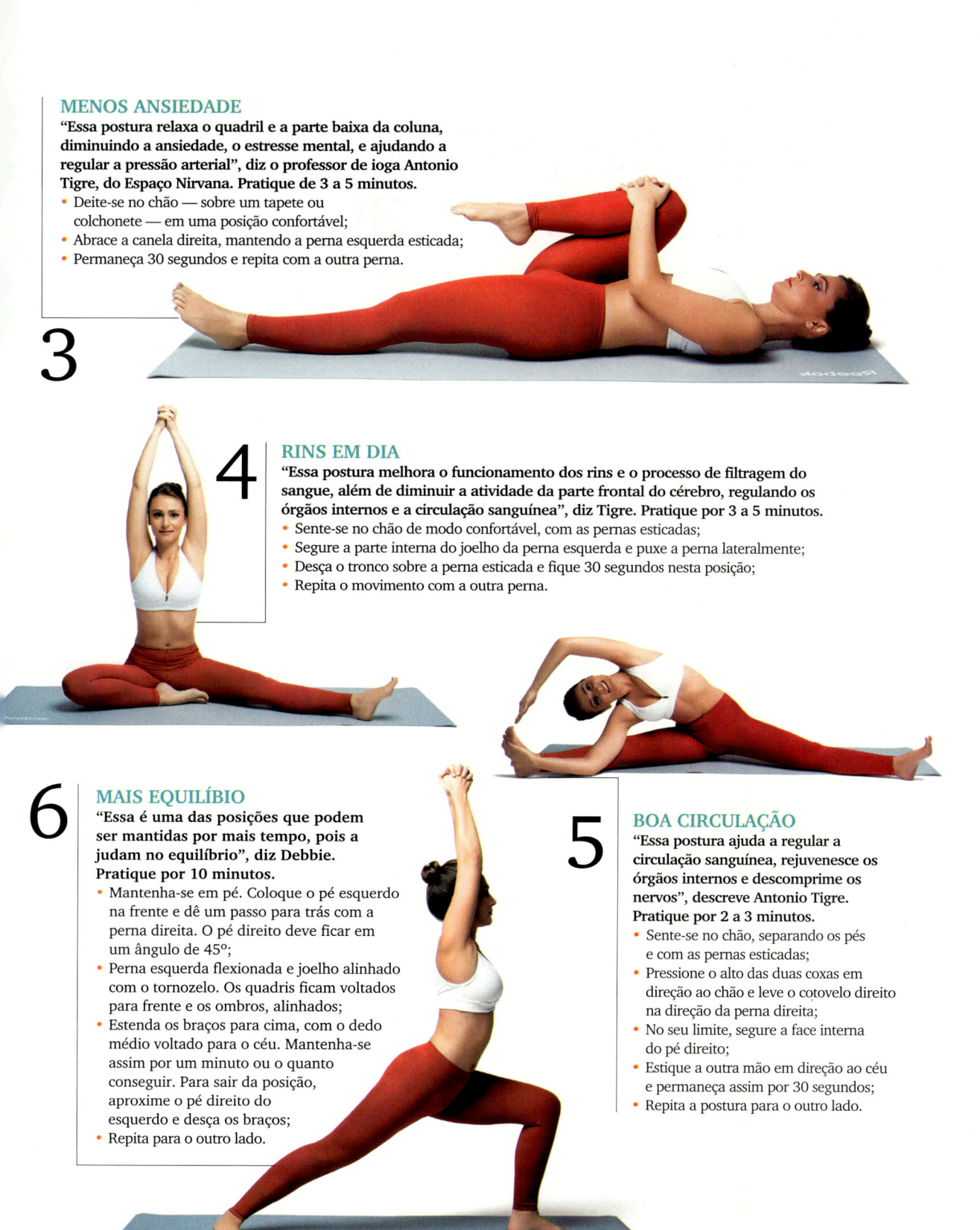

BOA CIRCULAÇÃO

"Essa postura ajuda a regular a circulação sanguínea, rejuvenesce os órgãos internos e descomprime os nervos", descreve Antonio Tigre. Pratique por 2 a 3 minutos.

- Sente-se no chão, separando os pés e com as pernas esticadas;
- Pressione o alto das duas coxas em direção ao chão e leve o cotovelo direito na direção da perna direita;
- No seu limite, segure a face interna do pé direito;
- Estique a outra mão em direção ao céu e permaneça assim por 30 segundos;
- Repita a postura para o outro lado.

Fotos: Danilo Tanaka/Escala Imagens

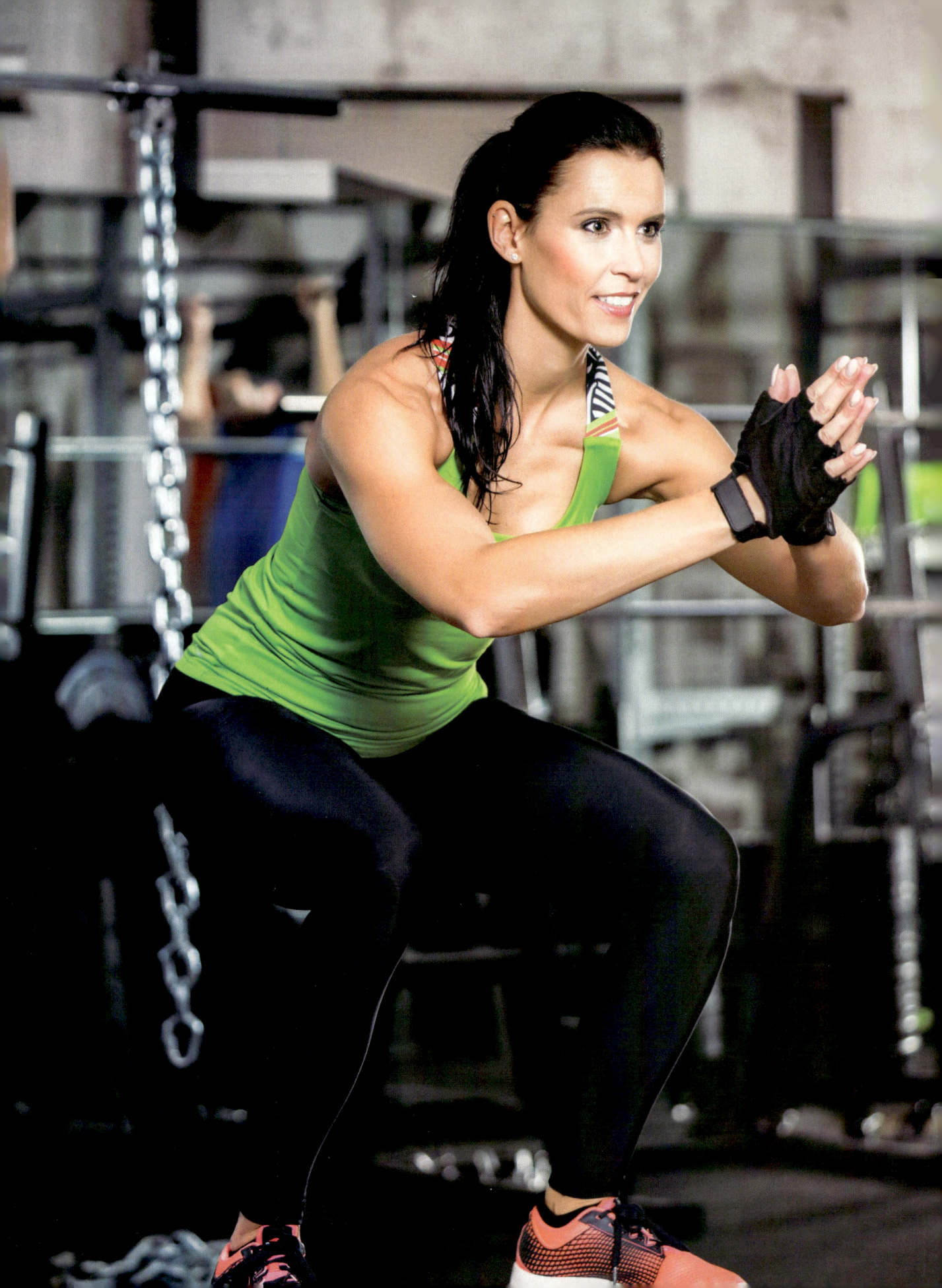

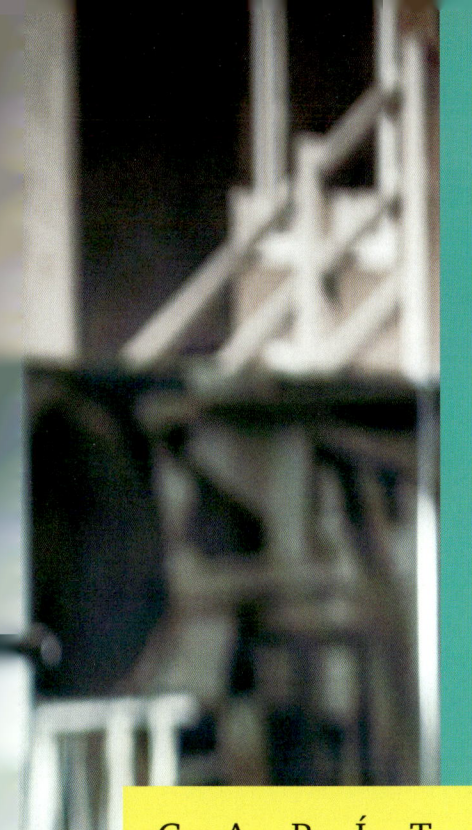

CAPÍTULO 3

O BEABÁ DO
Treino Funcional

Conceito que trabalha a resistência física por meio de movimentos do dia a dia é praticado por atletas há quase 3 mil anos, mas seus benefícios para a saúde só foram comprovados pela ciência nas últimas décadas

CAPÍTULO 3
TREINO FUNCIONAL
HISTÓRICO

Da Grécia Antiga ao método de Paul Chek

Atletas da Antiguidade já recorriam a movimentos do cotidiano como treino para as competições esportivas de Olímpia, na Grécia

Não se sabe ao certo quando o chamado treinamento funcional surgiu. Há quem diga que a técnica de recorrer a movimentos do dia a dia (como saltos, empurrões, agachamentos e giros com o corpo) para trabalhar a resistência física já era usada pelos atletas da Grécia Antiga, há cerca de 2.700 anos, como preparação para as competições esportivas de Olímpia. Alguns registros da década de 1950, por sua vez, mostram que fisioterapeutas norte-americanos lançavam mão de exercícios funcionais para reabilitar pacientes, e o método apresentava resultados bastante positivos na recuperação de pessoas que haviam sofrido lesões ou passado por cirurgias.

Foi somente nos idos de 1990, no entanto, que o treinamento funcional se popularizou nos Estados Unidos e ao redor do mundo. O grande precursor da técnica foi o norte-americano Paul Chek, especialista em saúde holística e em sistemas de domínio pessoal, profissional e espiritual com foco em aspectos do bem-estar físico, emocional e mental. Grande estudioso do tema, Chek realizou uma série de pesquisas sobre exercícios e posturas. Em 1995, fundou o C.H.E.K. Institute, centro de atividades físicas baseadas exclusivamente no conceito do treinamento funcional.

Um dos fatores que ajudaram a popularizar o método é que seus exercícios contribuem para a saúde dos praticantes e ajudam a diminuir o risco de lesões. Isso porque, diferentemente da musculação, por exemplo, os treinos funcionais trabalham o corpo como um todo, equilibrando a força entre músculos abdominais, glúteos e lombares a cada repetição.

A técnica chegou ao Brasil em 1998. Na época, o professor Luciano D'Elia implementou conceitos do método em aulas de uma academia de São Paulo. Inicialmente, os treinos eram direcionados a quem praticava luta, focando os movimentos mais tradicionais da modalidade. Posteriormente, a prática se expandiu ao público em geral e passou a fazer parte da programação das principais academias brasileiras.

Com base em sua experiência, D'Elia criou o método *CORE 360º*, que tem como objetivo aprimorar o condicionamento físico de pessoas de oito a 80 anos. O sistema desenvolvido pelo brasileiro se apoia em nove pilares: Preparação de Movimento, Agilidade e Velocidade, Preparo Muscular, Treinamento de Potência, Treinamento do Core, Desenvolvi-

Além de condicionar o físico, os exercícios funcionais contribuem para a saúde, diminuem o risco de lesões e reabilitam pacientes

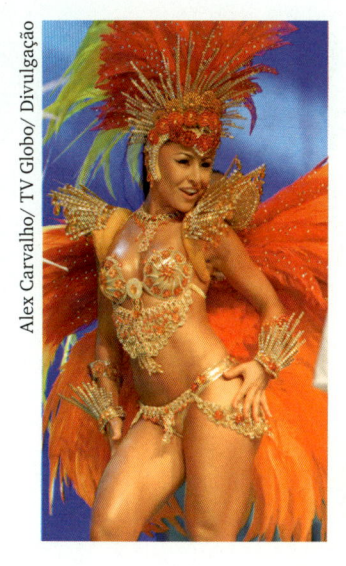

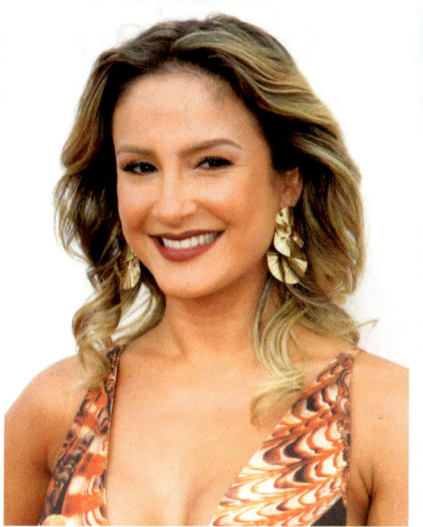

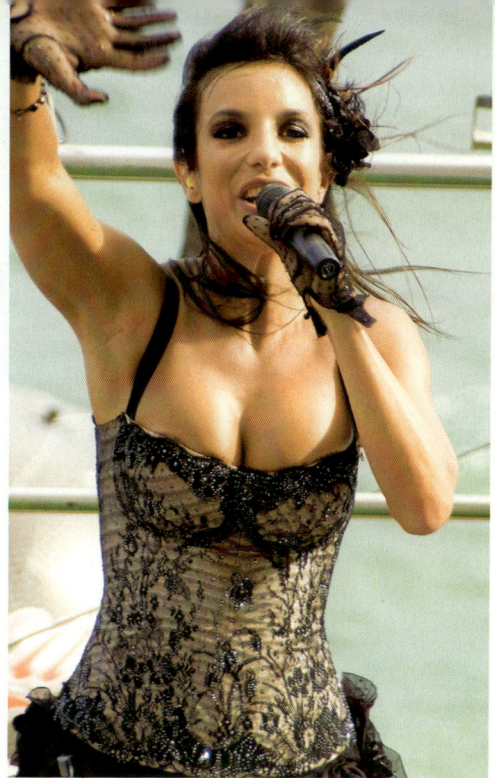

Sabrina Sato, Claudia Leitte, Ivete Sangalo (acima) e Juliana Paes (abaixo) praticam treino funcional para manter a boa forma

mento dos Sistemas Energéticos, Tarefas de Transferência, Regeneração e Prevenção de Lesão.

O livro *Treinamento Funcional Resistido* foi a primeira obra sobre o assunto escrita por brasileiros, e ajudou a destacar a prática no país. A publicação, desenvolvida pelos professores Maurício de Arruda Campos e Bruno Coraucci, funciona como uma espécie de almanaque sobre exercícios funcionais. Os capítulos abordam temas como a necessidade de praticar esse tipo de movimento para compensar a falta de atividades físicas no dia a dia e abordam conceitos científicos relacionados ao método. Além disso, é possível conferir ilustrações didáticas, listas de exercícios sugeridos para diversos objetivos e análises cinesiológicas (ciência que estuda os movimentos do corpo humano).

A apresentadora Sabrina Sato é uma das adeptas do treinamento funcional. Gosta tanto que até já comandou aulas ao lado do *personal trainer* Marcio Lui. Celebridades como Juliana Paes, Claudia Leitte, Eliana, Flávia Alessandra e Ivete Sangalo também apostaram na eficiência do método para manter o corpo em forma e salientar as curvas. As estrelas praticam os exercícios em estúdios, academias ou até em casa, já que é possível usar apenas a força do próprio corpo em boa parte dos treinos. Inspire-se nelas e experimente você também!

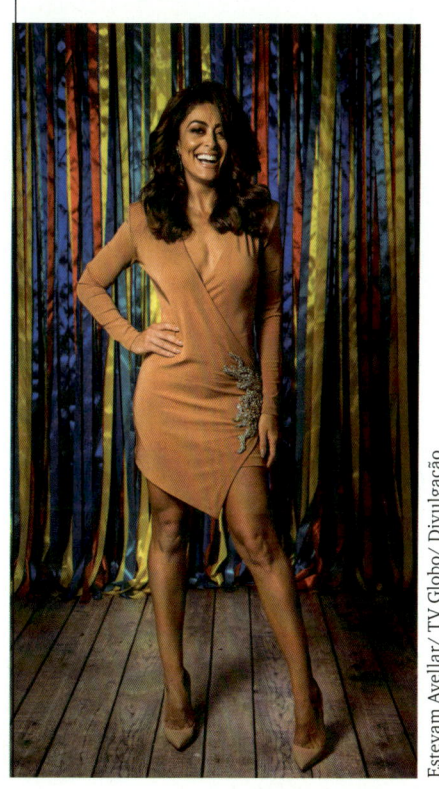

CAPÍTULO 3
TREINO FUNCIONAL
FUNDAMENTOS

MOVIMENTOS SIMPLES PARA O *corpo ideal*

Baseados em atividades do dia a dia, os exercícios funcionais trabalham todos os músculos de uma só vez e podem ser adaptados a pessoas de qualquer idade

Os exercícios funcionais são aqueles que se baseiam em movimentos do cotidiano – que fazemos diversas vezes por dia, quase sempre sem pensar, como agachar para pegar algo no chão, correr para não perder o ônibus ou empurrar uma cadeira. Pode parecer simples, mas não se deixe levar pelas aparências: embora não envolva movimentos complexos nem posições que você nunca se imaginou fazendo, como no caso do ioga, o treinamento funcional é um aliado e tanto para quem quer adquirir resistência física, condicionamento cardiorrespiratório e ainda tonificar os músculos.

A técnica envolve movimentos de corridas curtas com agachamento, rolamento, flexões de braço em apoios instáveis, entre tantos outros, e pode ser praticada por homens e mulheres de todas as idades. Uma de suas principais vantagens é que trabalha todos os grupos musculares em vez de ativar apenas um ou outro de forma isolada, como na musculação, por exemplo. "É um conceito dinâmico e atrativo de atividade física, ideal para quem cansou da academia", diz Cristiano Teixeira da Cruz, professor de educação física da Bio Ritmo (SP).

De quebra, esse tipo de treino ajuda na perda de peso e melhora fatores como equilíbrio, flexibilidade, rapidez e força de forma conjunta. Mas o educador físico Alejandro Ormeño não recomenda a atividade para qualquer pessoa. "Não é um dos métodos mais indicados para sedentários. Este público deve se preparar com exercícios mais simples antes de se submeter ao treinamento", afirma.

Ricardo Nahas, médico do esporte e coordenador do Centro de Medicina do Exercício e do Esporte do Hospital 9 de Julho

Sedentários devem se preparar com exercícios mais simples antes de se submeterem a um treinamento funcional

(SP), também lembra que o treino funcional exige o equilíbrio e a coordenação que um iniciante pode ainda não ter. E se você gosta de desafios, é importante passar por uma avaliação inicial médica-desportiva. "Ela vai servir não só para saber sobre sua saúde, mas também sobre o seu estado funcional, como as proporções entre gordura e músculo, a capacidade aeróbica, coordenação, equilíbrio etc", diz o especialista.

Pode acontecer que seu médico lhe imponha restrições ao constatar doenças que o impeçam de praticar esse tipo de treinamento ou mesmo com base no seu estado funcional, que poderá exigir um início mais leve e planejado, diminuindo o risco de lesões, especialmente entre obesos e cardiopatas.

Além dos benefícios que a prática regular de atividades físicas oferece, essa modalidade é diferente da malhação clássica de academia porque tem um nível de complexidade maior que a musculação, exigindo mais concentração. Em compensação, os movimentos do treino funcional auxiliam no desenvolvimento da coordenação motora e do equilíbrio, o que se reflete no dia a dia.

IDOSOS TAMBÉM SE BENEFICIAM

O fato de não ser uma modalidade para iniciantes não significa que idosos tenham de ficar de fora dessa nova moda. "O treino funcional pode ser oferecido a eles se já são ativos e querem experimentar uma nova sequência de exercícios. Contudo, os movimentos devem ser adaptados às suas condições atuais, físicas e de saúde", explica Nahas.

Os benefícios da modalidade, entretanto, são proporcionais ao risco: é natural idosos perderem a capacidade física e, com ela, o equilíbrio e a coordenação necessários para o treino funcional. Esse fato pode causar lesões por queda ou por movimentos descoordenados, não automatizados, que requerem mais atenção.

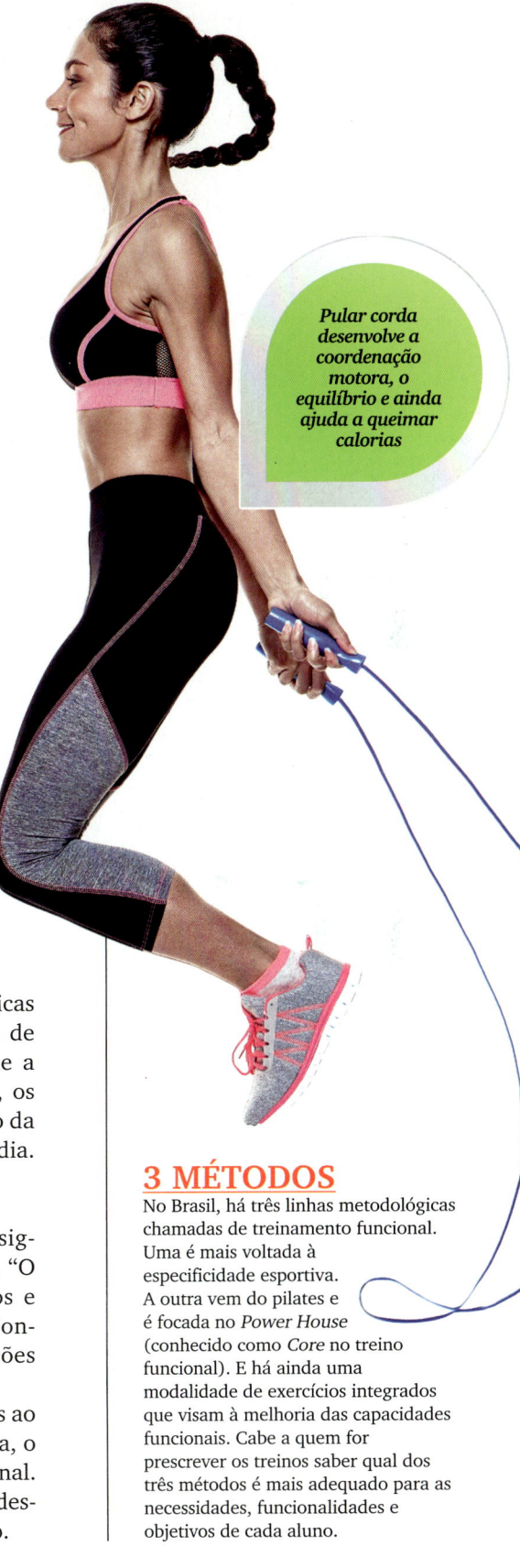

Pular corda desenvolve a coordenação motora, o equilíbrio e ainda ajuda a queimar calorias

3 MÉTODOS

No Brasil, há três linhas metodológicas chamadas de treinamento funcional. Uma é mais voltada à especificidade esportiva. A outra vem do pilates e é focada no *Power House* (conhecido como *Core* no treino funcional). E há ainda uma modalidade de exercícios integrados que visam à melhoria das capacidades funcionais. Cabe a quem for prescrever os treinos saber qual dos três métodos é mais adequado para as necessidades, funcionalidades e objetivos de cada aluno.

CAPÍTULO 3
TREINO FUNCIONAL
PRATIQUE EM CASA

Treino funcional sem sair de casa

Não é preciso ir à academia para aderir à modalidade. Nesta série para iniciantes, o peso do próprio corpo é utilizado para desenvolver os exercícios, que devem ser praticados três vezes por semana, em dias alternados. A perda de medidas pode ser notada já nos primeiros 30 dias

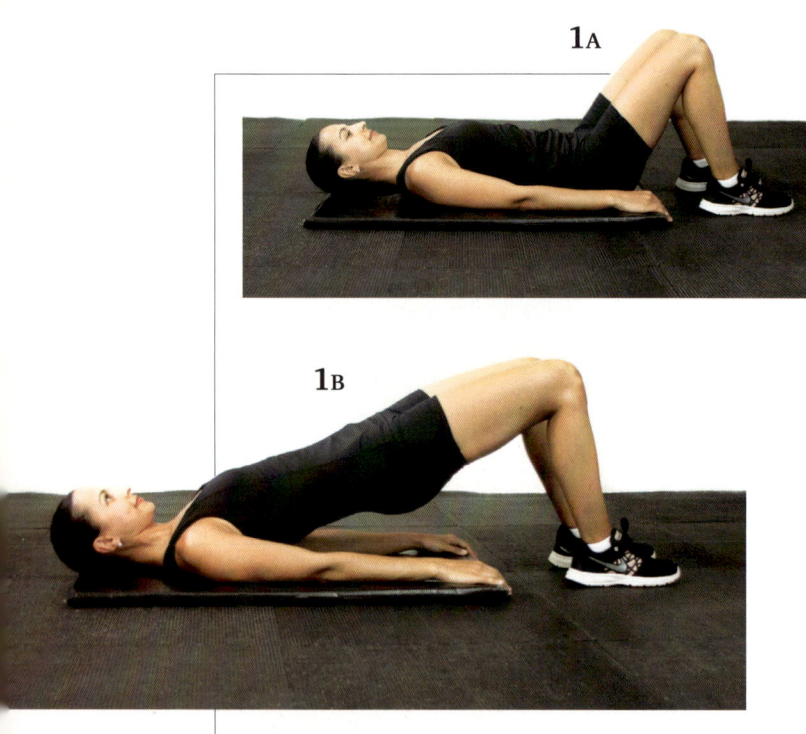

PONTE
Movimento inicial: deitado com as costas apoiadas no chão, braços paralelos ao corpo e os pés na largura do quadril.
Execução: eleve o quadril, alinhando com os joelhos e os ombros. Desça o corpo, voltando à posição inicial, e recomece assim que ele encostar no chão. Faça movimentos contínuos.
Frequência: 3 séries de 15 repetições, com descanso de 60 segundos entre as séries.

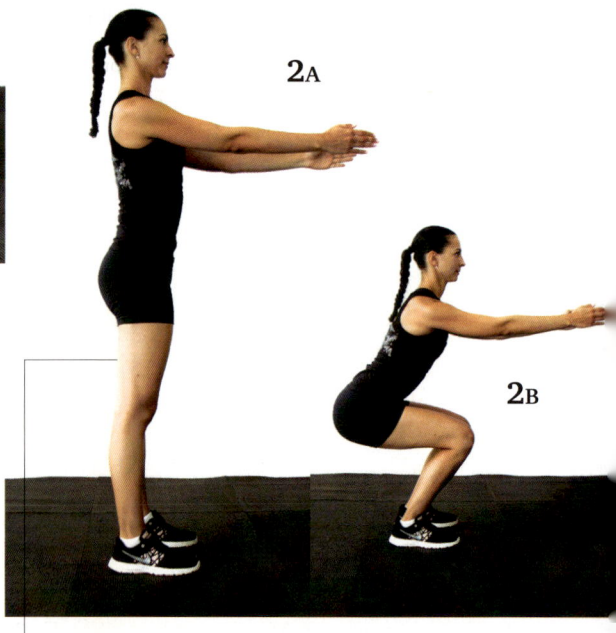

AGACHAMENTO
Movimento inicial: em pé, com os pés paralelos e os braços estendidos à frente.
Execução: faça o movimento de agachamento, pensando em jogar o quadril para trás, deixando as pernas em um ângulo de 90°, o que vai alinhar melhor o corpo e as pernas. Use bem a força do abdome, como se puxasse o umbigo em direção à coluna. Levante sem travar os joelhos e repita o movimento.
Frequência: 3 séries de 15 repetições, com descanso de 60 segundos entre as séries.

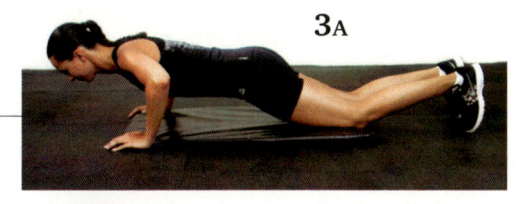

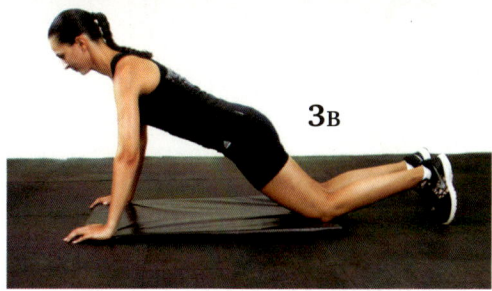

FLEXÃO DE BRAÇO
Movimento inicial: joelhos e pontas dos pés apoiados no chão, pés alinhados ao quadril e mãos paralelas aos ombros, viradas para a frente. Mantenha as costas sempre retas.
Execução: flexione os braços com os cotovelos abertos, alinhando-os ao ombro. Trabalhe tronco e quadril sempre em conjunto. Contraia e concentre a força no abdome, o que ajuda a estabilizar a coluna e não causar lesões. Suba o tronco e repita.
Frequência: 3 séries de 15 repetições, com descanso de 60 segundos entre as séries.

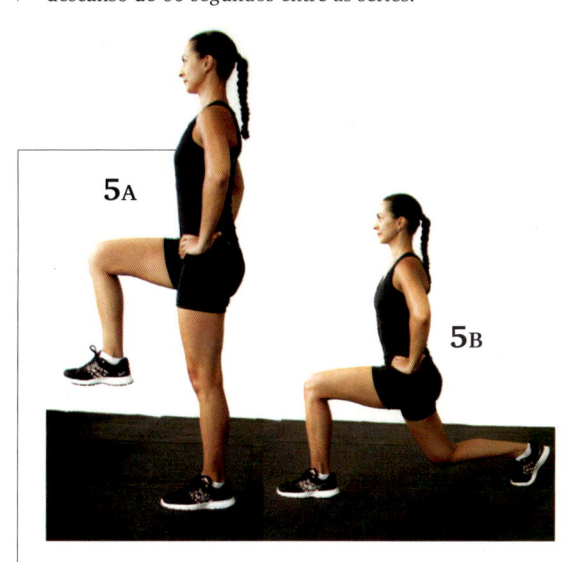

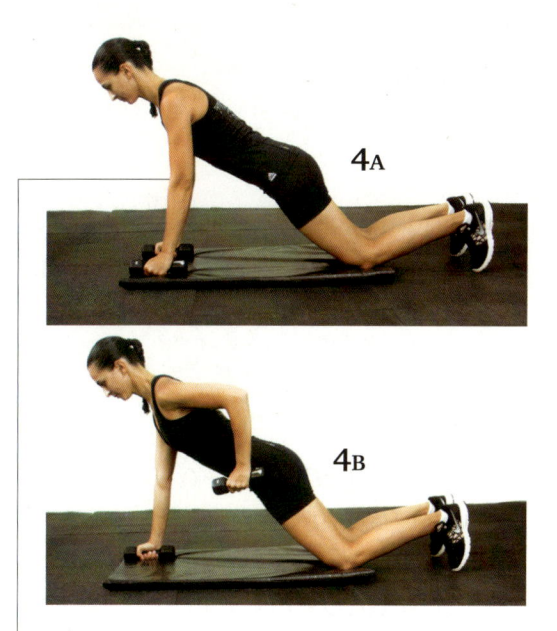

REMADA EM PRANCHA
Movimento inicial: joelhos e pontas dos pés apoiados no chão. Pés alinhados ao quadril e mãos paralelas aos ombros, segurando dois alteres de 1 kg. Mantenha as costas retas.
Execução: levante o alter da mão direita, elevando o punho até a direção do quadril. Volte o equipamento para o chão e repita o movimento com o outro braço.
Frequência: 3 séries de 15 repetições, alternando os braços, com descanso de 60 segundos entre as séries.

A FUNDO
Movimento inicial: em pé, com as mãos na cintura, eleve a perna direita com o joelho à frente, formando um ângulo de 90°.
Execução: com a perna direita, dê uma passada para trás, sem tocar o joelho no chão, até que o joelho esquerdo esteja alinhado na altura do quadril. Concentre a força na perna da frente. Volte à posição e repita o movimento com a mesma perna.
Frequência: 3 séries de 15 repetições em cada perna, com descanso de 60 segundos entre as séries.

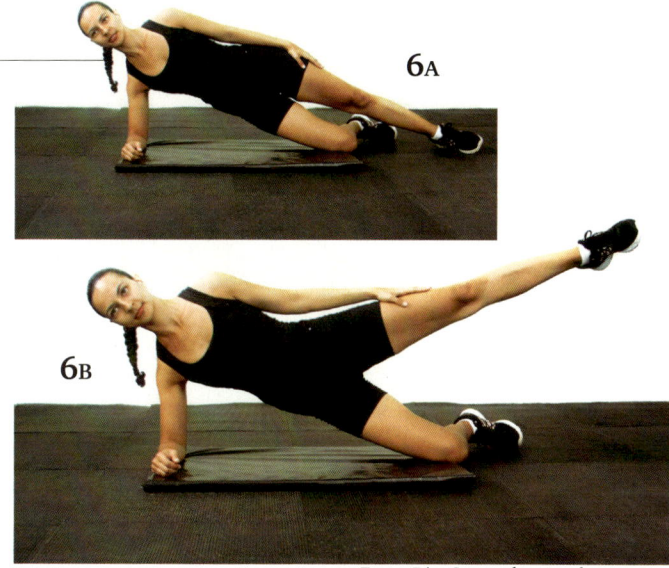

Fotos: Rita Santander/Escala Imagens

PONTE LATERAL
Movimento inicial: de lado, apoiado sobre o braço direito, com a perna direita flexionada e a esquerda esticada. Quadril elevado, mantendo o tronco ereto.
Execução: levante a perna esquerda até que o pé fique na altura da cabeça. Repita o movimento. O quadril só baixa para o descanso.
Frequência: 3 séries de 15 repetições para cada lado, com descanso de 60 segundos entre as séries.

CAPÍTULO 3
TREINO FUNCIONAL

EXERCÍCIOS PARA CADA SINTOMA

Dê um basta à depressão

Praticar atividades aeróbicas simples, como caminhar ou pular corda, ajuda o organismo a liberar endorfina e dopamina, os hormônios da felicidade e do bem-estar, além de dar mais disposição para enfrentar os desafios do dia a dia Com essa série funcional, você espanta o desânimo de vez!

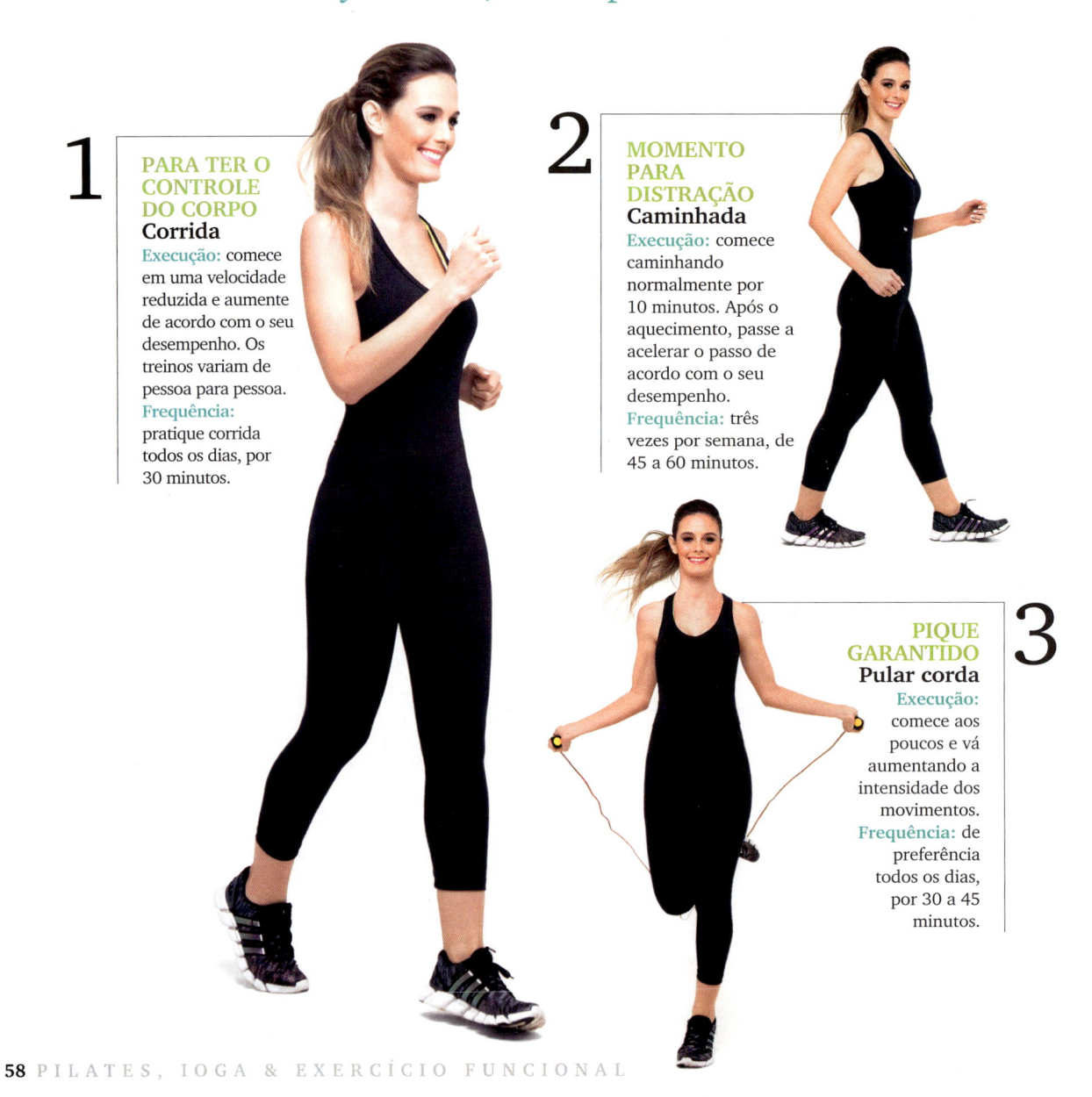

1

PARA TER O CONTROLE DO CORPO
Corrida
Execução: comece em uma velocidade reduzida e aumente de acordo com o seu desempenho. Os treinos variam de pessoa para pessoa.
Frequência: pratique corrida todos os dias, por 30 minutos.

2

MOMENTO PARA DISTRAÇÃO
Caminhada
Execução: comece caminhando normalmente por 10 minutos. Após o aquecimento, passe a acelerar o passo de acordo com o seu desempenho.
Frequência: três vezes por semana, de 45 a 60 minutos.

3

PIQUE GARANTIDO
Pular corda
Execução: comece aos poucos e vá aumentando a intensidade dos movimentos.
Frequência: de preferência todos os dias, por 30 a 45 minutos.

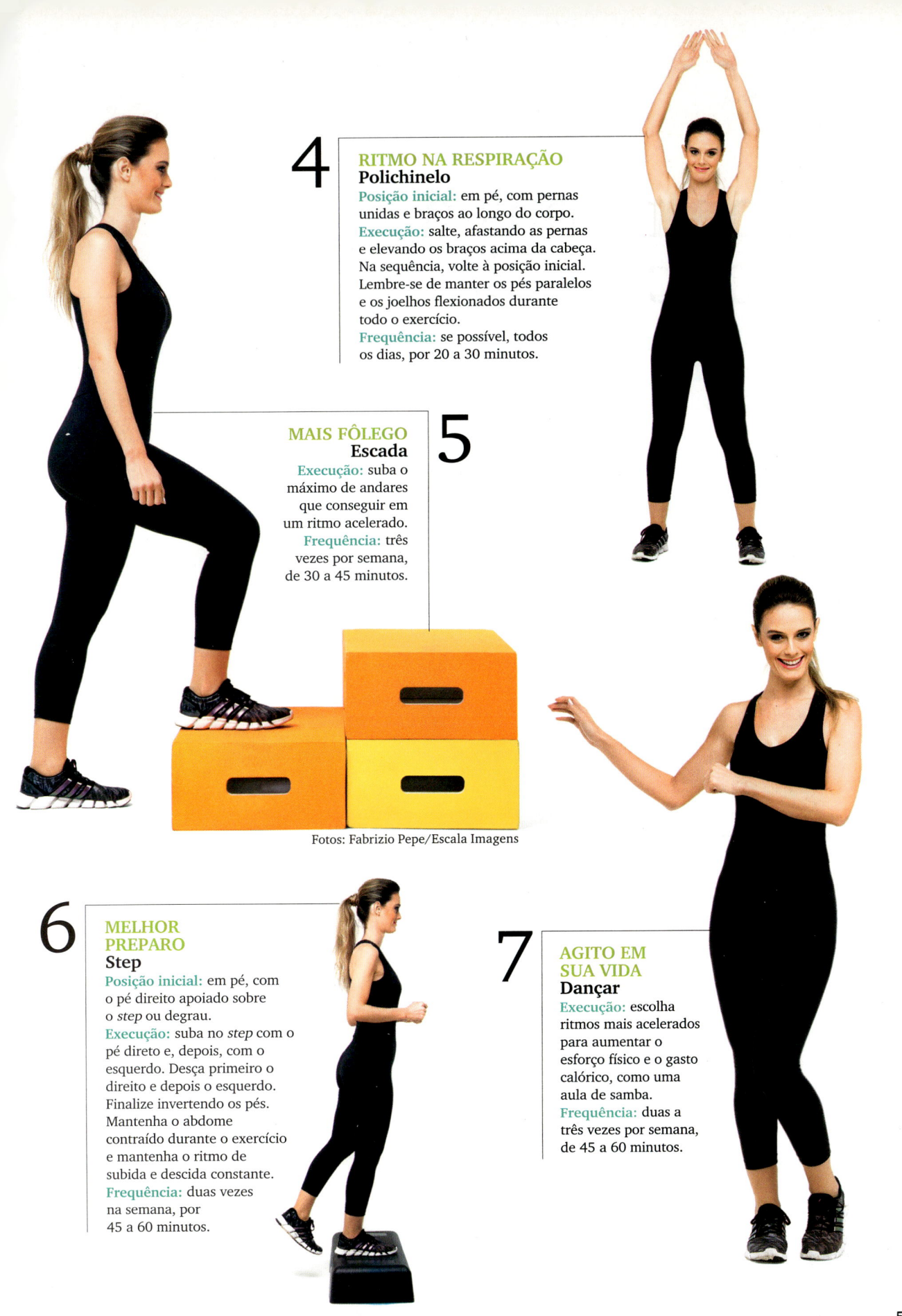

4 RITMO NA RESPIRAÇÃO
Polichinelo
Posição inicial: em pé, com pernas unidas e braços ao longo do corpo.
Execução: salte, afastando as pernas e elevando os braços acima da cabeça. Na sequência, volte à posição inicial. Lembre-se de manter os pés paralelos e os joelhos flexionados durante todo o exercício.
Frequência: se possível, todos os dias, por 20 a 30 minutos.

5 MAIS FÔLEGO
Escada
Execução: suba o máximo de andares que conseguir em um ritmo acelerado.
Frequência: três vezes por semana, de 30 a 45 minutos.

Fotos: Fabrizio Pepe/Escala Imagens

6 MELHOR PREPARO
Step
Posição inicial: em pé, com o pé direito apoiado sobre o *step* ou degrau.
Execução: suba no *step* com o pé direto e, depois, com o esquerdo. Desça primeiro o direito e depois o esquerdo. Finalize invertendo os pés. Mantenha o abdome contraído durante o exercício e mantenha o ritmo de subida e descida constante.
Frequência: duas vezes na semana, por 45 a 60 minutos.

7 AGITO EM SUA VIDA
Dançar
Execução: escolha ritmos mais acelerados para aumentar o esforço físico e o gasto calórico, como uma aula de samba.
Frequência: duas a três vezes por semana, de 45 a 60 minutos.

CAPÍTULO 3
TREINO FUNCIONAL

EXERCÍCIOS PARA CADA SINTOMA

Controle o diabetes com atividade física

Tanto os exercícios aeróbicos quanto os musculares são importantes para restabelecer o equilíbrio do corpo. O preparador físico Ricardo Cunha elaborou um treino simples e completo, que ajuda a regular a glicemia, potencializa o gasto calórico e contribui para a oxigenação do sangue. Confira!

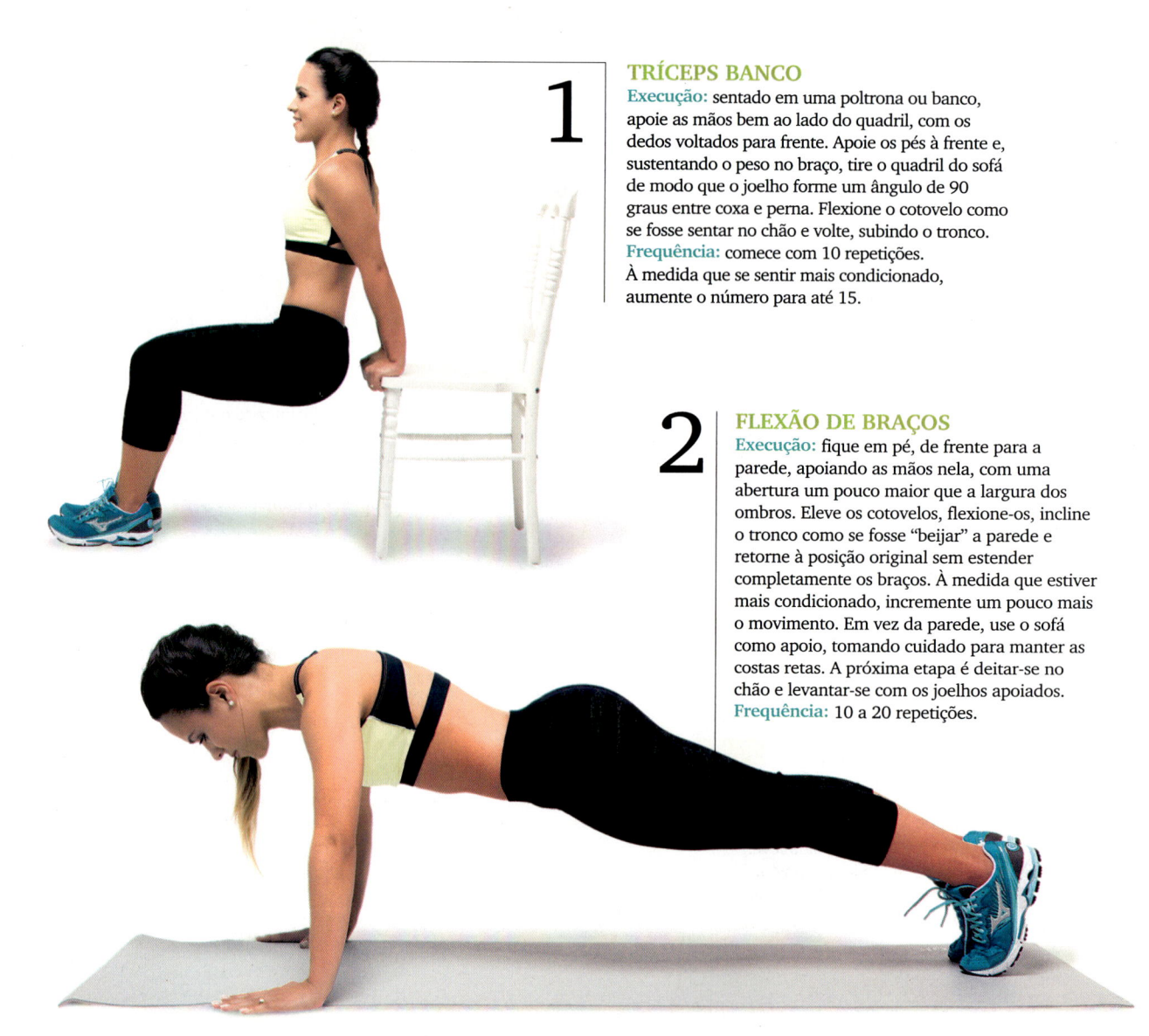

1 TRÍCEPS BANCO
Execução: sentado em uma poltrona ou banco, apoie as mãos bem ao lado do quadril, com os dedos voltados para frente. Apoie os pés à frente e, sustentando o peso no braço, tire o quadril do sofá de modo que o joelho forme um ângulo de 90 graus entre coxa e perna. Flexione o cotovelo como se fosse sentar no chão e volte, subindo o tronco.
Frequência: comece com 10 repetições. À medida que se sentir mais condicionado, aumente o número para até 15.

2 FLEXÃO DE BRAÇOS
Execução: fique em pé, de frente para a parede, apoiando as mãos nela, com uma abertura um pouco maior que a largura dos ombros. Eleve os cotovelos, flexione-os, incline o tronco como se fosse "beijar" a parede e retorne à posição original sem estender completamente os braços. À medida que estiver mais condicionado, incremente um pouco mais o movimento. Em vez da parede, use o sofá como apoio, tomando cuidado para manter as costas retas. A próxima etapa é deitar-se no chão e levantar-se com os joelhos apoiados.
Frequência: 10 a 20 repetições.

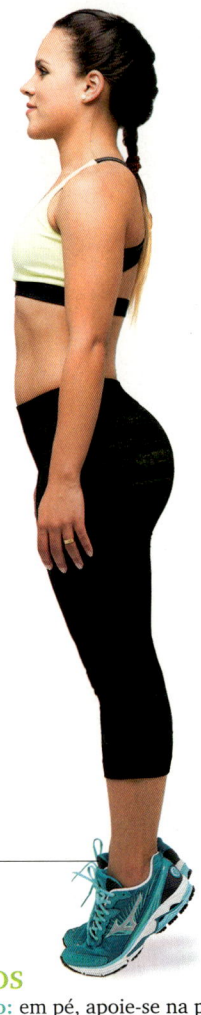

3

GÊMEOS
Execução: em pé, apoie-se na parede e simplesmente fique na ponta dos pés. Em seguida, retorne à posição normal, sem deixar que os calcanhares se apoiem totalmente.
Frequência: 10 a 20 repetições.

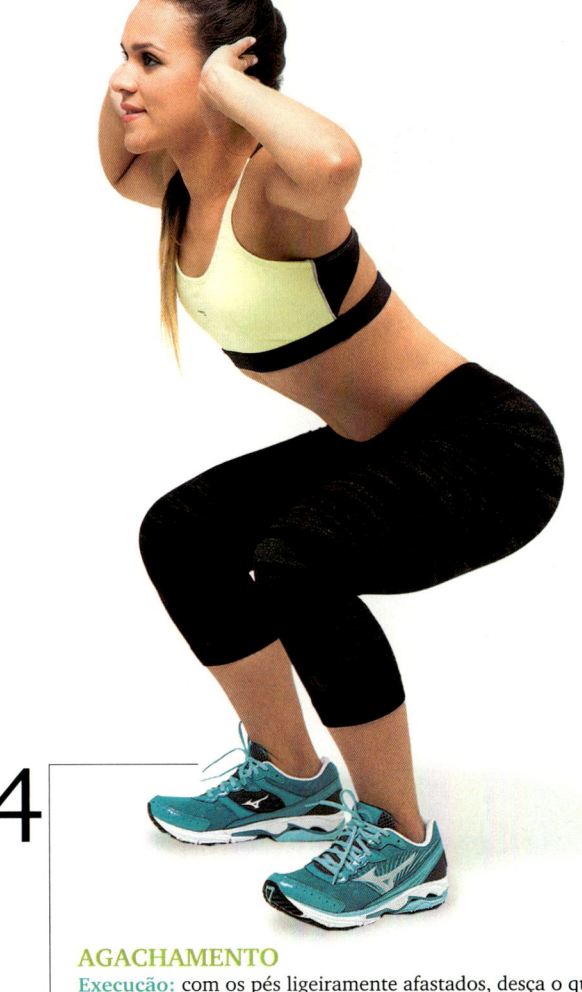

4

AGACHAMENTO
Execução: com os pés ligeiramente afastados, desça o quadril como se fosse sentar em um apoio, inclinando o tronco ligeiramente para a frente, a fim de garantir equilíbrio. Retorne à posição inicial. Você poderá sentir bastante a coxa.
Frequência: comece com 10 repetições. À medida que se sentir mais condicionado, aumente o número para até 20.

PARA TER EM MENTE

ATIVIDADE AERÓBICA

O exercício deve ser adaptado ao condicionamento físico. Se estiver cansado demais, reduza o ritmo. Realize a atividade três a quatro vezes por semana.
Primeiros 5 minutos: caminhada leve.
6 a 8 minutos: caminhada moderada.
9 a 10 minutos: caminhada acelerada.
Repita novamente.

ATIVIDADES MUSCULARES

O ideal é alternar esse treino com os dias de caminhada. Os exercícios trabalham membros superiores e inferiores. Isso porque o diabetes pode acelerar a perda muscular. Alterne um exercício de perna com um de braço e faça-os em qualquer lugar.

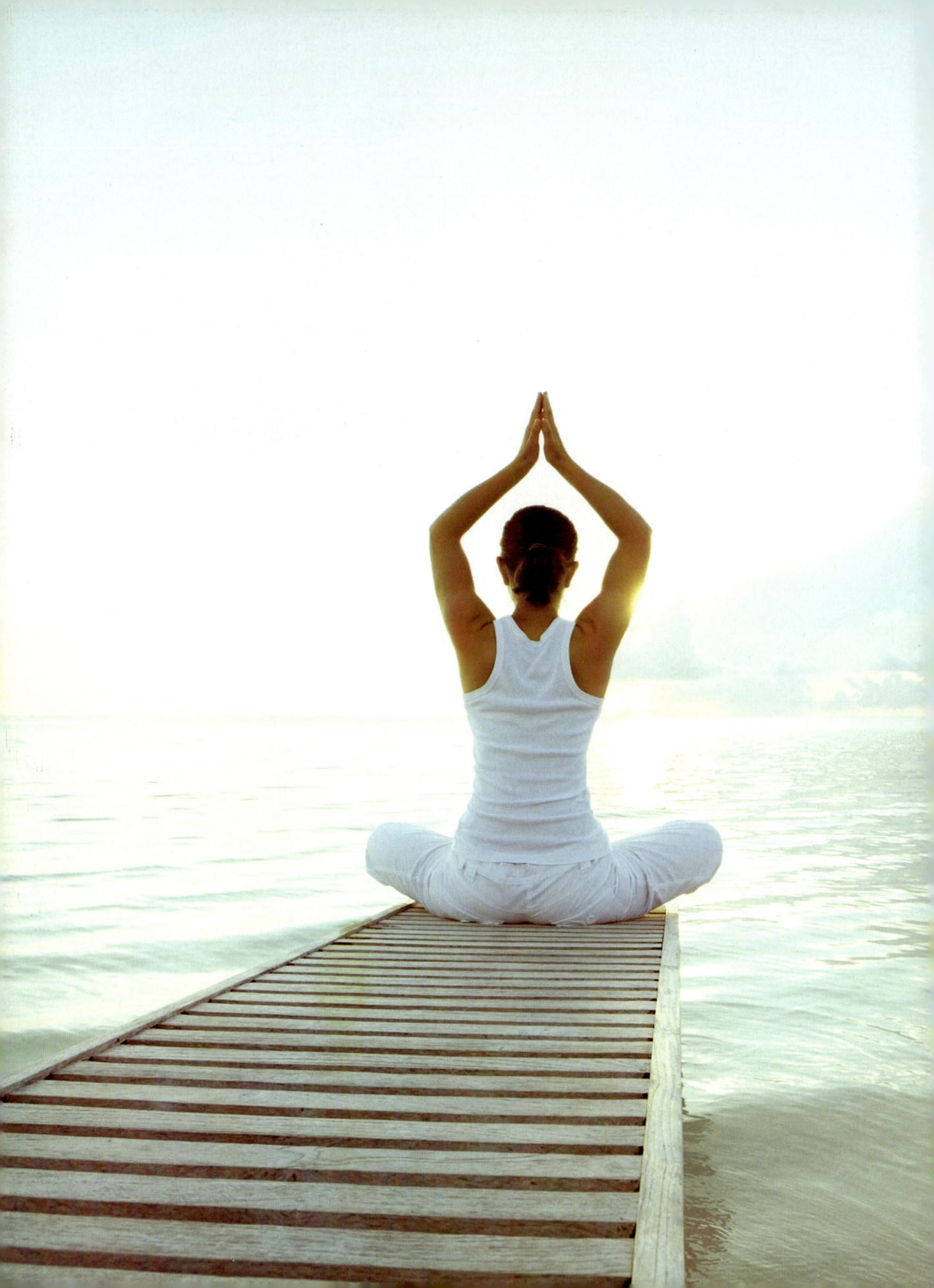

CAPÍTULO 4

TRATAMENTO NATURAL
contra doenças

Estudos comprovam os benefícios terapêuticos que as técnicas de pilates, ioga e treino funcional proporcionam em casos de dores crônicas, transtornos psíquicos e diversos problemas de saúde. Confira os principais

CAPÍTULO 4
TRATAMENTO NATURAL CONTRA DOENÇAS

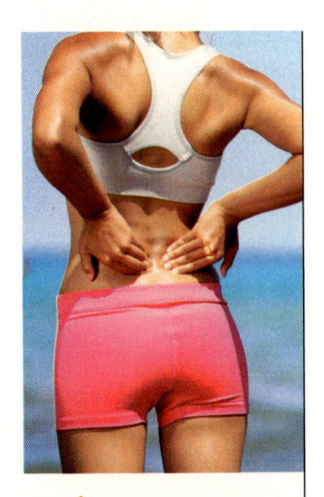

ALÍVIO PARA AS DORES NAS COSTAS

Se você anda sofrendo com dor na coluna e procura um tratamento natural para cuidar do problema sem ter de se entupir de remédios, vale recorrer ao ioga. De acordo com pesquisa publicada no *Archives of Internal Medicine*, basta uma aula por semana durante três meses para as dores lombares desaparecerem. Outro analgésico natural bastante eficiente é o pilates. Segundo o fisioterapeuta Sérgio Machado, da Metacorpus Studio Pilates, os exercícios desta técnica buscam alongar a musculatura posterior da coxa, dos pés e das pernas, além de trabalharem a mobilidade articular. Resultado: a dor vai embora e a coluna, aos poucos, volta à posição certa.

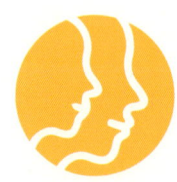

PONTO DE EQUILÍBRIO NO TRANSTORNO BIPOLAR

Uma pesquisa dirigida por Lisa Uebelacker, professora associada de Psiquiatria da Alpert Medical School of Brown University (EUA), avaliou os efeitos do ioga em pacientes com distúrbio bipolar. Essa patologia se caracteriza pela alternância de dois polos de humor: a mania e a depressão. O resultado da investigação foi publicado no *Journal of Psychiatric Practices*. Para quase 30% das pessoas, a técnica diminuiu a ansiedade e promoveu a calma, entre outros benefícios, como a mudança de foco dos pensamentos depressivos. "Há evidências de que o ioga é uma poderosa atividade para quem tem esse transtorno", concluiu o estudo. Apesar disso, uma pequena parcela dos indivíduos apresentou efeitos negativos: excessivo relaxamento (quase um estado catatônico), lesões e aumento de temperatura corporal. "Procuramos formas alternativas de lidar com a dor que faz parte da vida diária dessas pessoas. Devem existir opções adicionais que potencializem a medicação e a psicoterapia", diz Lisa. Para muitos pacientes, os sintomas persistem, a despeito dos fármacos. Por isso, ter evidências científicas sobre a eficácia do ioga pode ser uma alternativa para garantir o bem-estar de quem sofre de bipolaridade.

MODIFICAÇÕES POSITIVAS ATÉ NO DNA!

Pode acreditar: além de equilibrar corpo, mente e espírito, o ioga é capaz de alterar o DNA humano de forma positiva. É o que atesta um estudo desenvolvido pela Universidade Harvard (EUA) e divulgado no site *Natural News*. Os pesquisadores mostraram que a técnica milenar tem um impacto benéfico na função metabólica a nível celular, melhorando a absorção de nutrientes e auxiliando na prevenção de doenças crônicas. Para chegar a esse resultado, eles observaram dois grupos de participantes: o primeiro praticava ioga e meditação *mindfulness*, enquanto o segundo não realizava nenhuma das atividades. Após um período de oito semanas, os cientistas coletaram amostras de sangue dos dois grupos e descobriram que aqueles que praticavam ioga apresentavam modificações em mais de 2,2 mil genes — a maioria deles exibindo melhorias em seu funcionamento, embora cerca de 900 destes genes tenham apresentado diminuição de suas atividades. A principal mudança positiva se deu em relação ao chamado estresse oxidativo das células, responsável pelo aparecimento de diversas doenças degenerativas. Outro estudo similar, realizado na Universidade de Calgary (Canadá) com pessoas que superaram algum tipo de câncer, chegou a conclusão semelhante. Nele, os cientistas analisaram amostras de sangue de pacientes que praticavam ioga semanalmente e de outros que não aderiram à prática. No primeiro grupo, os cromossomos apresentaram um telômero mais longo, o que costuma ser associado a uma maior sobrevida pós-câncer.

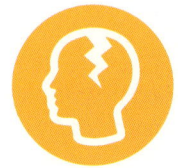

O FIM DAS ENXAQUECAS

O ioga cria, por meio de suas posturas (*asanas*) e práticas de respiração (*pranayamas*), uma descompressão musculoesquelética e nervosa. "A descompressão advinda, por exemplo, de um alongamento da espinha, alivia tensões e cargas que favorecem a diminuição de quadros ligados a dores de cabeça em geral", destaca Ana Luisa Matsubara, instrutora do Estudyo Iyengar Yoga São Paulo. Ao iogue iniciante, são indicadas duas aulas por semana com duração mínima de 1h30. "É recomendado que o que foi assimilado em sala de aula seja replicado diariamente por 20 a 30 minutos", complementa.

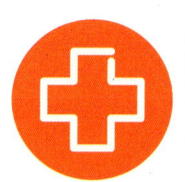

MENOS INFLAMAÇÕES, MAIS SAÚDE

De acordo com um estudo feito na Universidade de Ohio (EUA) e publicado no *Journal Psychosomatic Medicine*, mulheres que praticam ioga regularmente reduzem os níveis de Interleucina (IL-6) no sangue. Essa substância age em inflamações pelo corpo e está diretamente relacionada a doenças cardíacas, acidentes vasculares cerebrais (AVC), diabetes tipo 2 e artrites. As praticantes ainda mostraram pouco aumento do IL-6 depois de experiências estressantes, quando comparadas a mulheres da mesma idade e peso que não faziam ioga. Cada uma das 50 participantes, com idade média de 41 anos, tinha um cateter que recolhia amostras de sangue durante os testes.

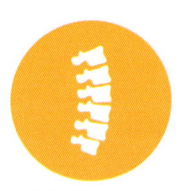

PREVENÇÃO DA ESCOLIOSE EM ADOLESCENTES

A escoliose é um problema que vem afetando cada vez mais jovens. O desalinhamento das vértebras atinge 2% a 3% dos adolescentes. A deformidade na curva da coluna vertebral inicia nos primeiros anos de vida, mas é na puberdade, por volta dos 10 a 14 anos de idade, que a escoliose começa a aparecer. Em meninas, pode ocorrer antes da menstruação. Nos últimos anos, o pilates tem sido uma das práticas mais indicadas pelos médicos no tratamento de diversas patologias osteomusculares, incluindo a escoliose, pois seus exercícios estão concentrados na casa de força formada pelos músculos transversos do abdome, diafragma, oblíquos e músculos do assoalho pélvico. A ativação desta casa de força traz harmonia entre as curvaturas espinhais, refletindo na eficiência do equilíbrio corporal, na postura e no trabalho muscular, além de contribuir para uma organização melhor da coluna vertebral e de suas extremidades. Nas aulas de reabilitação devem ser levados em consideração o tipo de escoliose, os sintomas e a capacidade do paciente em executar os movimentos sem sofrer uma sobrecarga.

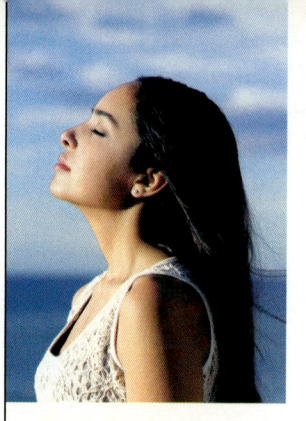

APENAS RESPIRE

O terapeuta corporal Fabio Romano, do Hospital Israelita Albert Einstein (SP), afirma que a atenção ao momento presente é o cerne de qualquer prática integrativa e que uma das técnicas mais eficientes para quem sofre de dores crônicas ou está passando por um tratamento contra o câncer, por exemplo, é a observação da respiração. Ele ensina um exercício simples que pode ser praticado em qualquer lugar:

• Fique em uma posição confortável, em silêncio, e observe a respiração.

• Imaginando que seu abdome é uma bexiga, note os movimentos ao inspirar e expirar.

• Sem julgamentos e, menos ainda, sem tentativas de interferir ou modular a própria respiração, continue apenas observando.

• Preste atenção ao contato do ar com as paredes internas do nariz, sentindo as diferenças de temperatura entre o ar inspirado e o expirado.

• Basta alguns minutos desta prática para entrar em um estado de maior relaxamento.

CAPÍTULO 4
TRATAMENTO NATURAL CONTRA DOENÇAS

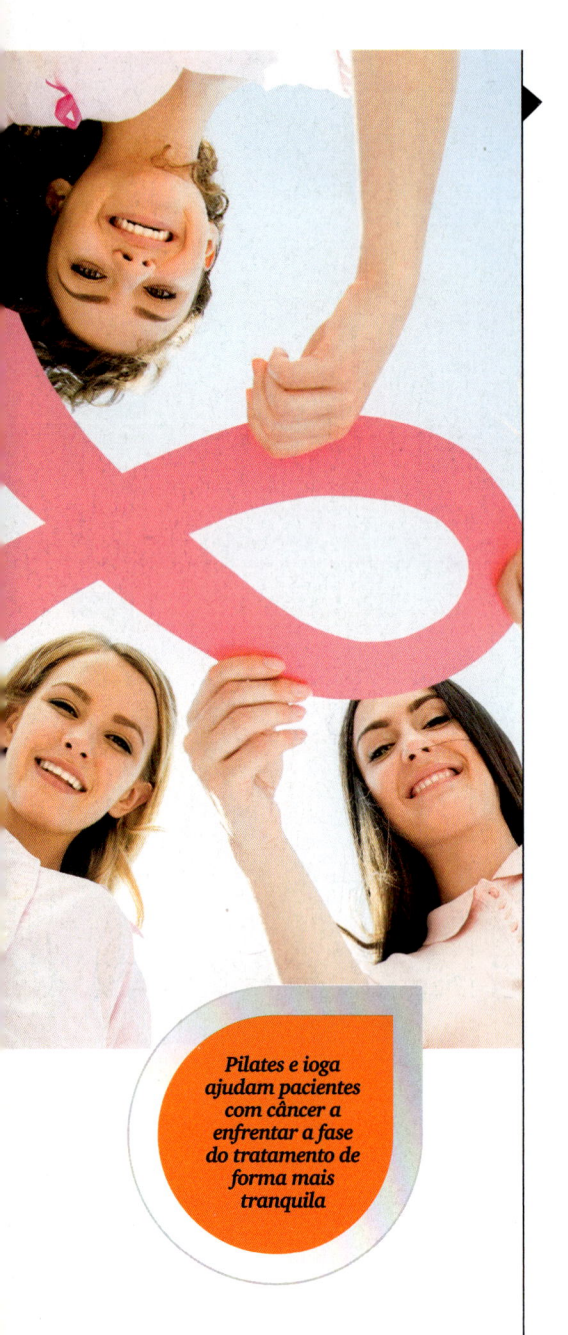

BEM-ESTAR NA LUTA CONTRA O CÂNCER

Suar a camisa correndo ou erguendo peso, com foco em melhorar cada vez mais a performance: nada disso é recomendado a pessoas que fazem tratamento contra o câncer. Para elas, exercício tem outro sentido. "São indicadas práticas corporais com o intuito de proporcionar relaxamento profundo e equilíbrio emocional", esclarece o terapeuta corporal Fabio Romano, do Centro de Oncologia e Hematologia do Hospital Israelita Albert Einstein (SP). Segundo ele, técnicas como o ioga e o pilates podem ajudar o paciente a atravessar o período de tratamento e até auxiliar na mudança de estilo de vida, se necessário. Para que haja benefícios, elas devem sempre ser adaptadas às necessidades e limitações de cada pessoa. "Alongamentos leves, exercícios respiratórios e práticas de relaxamento são indicados", diz. O especialista esclarece que não há contraindicações desde que sejam consideradas as limitações físicas do paciente tanto ao toque quanto ao movimento e à capacidade de foco e atenção. "O objetivo principal é proporcionar maior percepção de bem-estar, promovendo um estado de relaxamento profundo, que se traduz usualmente na redução de sintomas e na diminuição da ansiedade, que com frequência estão presentes durante o tratamento hospitalar", afirma. O ideal é que toda terapia corporal seja praticada de forma individual e, se possível, com a ajuda de um profissional. Os momentos também precisam ser adequados. Ou seja, não adianta querer que o paciente faça algo para relaxar no meio das crises de náuseas que sucedem uma quimioterapia.

Pilates e ioga ajudam pacientes com câncer a enfrentar a fase do tratamento de forma mais tranquila

AUXÍLIO NO COMBATE À OSTEOPOROSE

Segundo a Fundação Internacional de Osteoporose (EUA), uma em cada 17 pessoas convive com a doença aqui no Brasil, e as atividades físicas não só podem como devem ser aliadas da terapia convencional. Entre as várias práticas, destaca-se o pilates. "Além da diminuição da perda de massa óssea, a técnica proporciona um programa de treino de equilíbrio, reeducação postural, força muscular, flexibilidade e mobilidade, evitando riscos de quedas e possíveis fraturas por fragilidade", explica a fisioterapeuta e *personal trainer* Fabiana Marques (SP). "Os resultados dos exercícios já serão notados após o primeiro mês de prática", acrescenta. É claro que cada indivíduo possui seu ritmo, o que varia de acordo com o biotipo e o metabolismo. Fabiana garante que o que importa é a qualidade do treino e não o número de repetições que cada aluno é capaz de fazer. E não há restrição quanto à faixa etária. A única contraindicação são os casos de lesões musculoesqueléticas com dor aguda. A especialista adverte, contudo, que quem tem osteoporose ou osteopenia deve evitar exercícios "de flexão frontal, lateral ou associada à rotação da coluna, pois a porção anterior das vértebras é submetida a uma compressão, aumentando o risco de lesões".

ALIADOS NATURAIS CONTRA OS SINTOMAS DA TPM

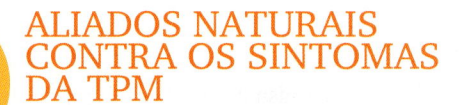

Tanto o ioga quanto o pilates são excelentes aliados das mulheres que sofrem com os sintomas da TPM (Tensão Pré-Menstrual), como inchaço, irritabilidade e depressão. Segundo estudo feito pela Universidade de British Columbia (Canadá), a prática de exercícios físicos pode reduzir os desconfortos do período porque o corpo em movimento libera endorfina (hormônio responsável pela sensação de bem-estar e prazer), tonifica os músculos e regula o metabolismo. No caso do pilates, esse hormônio é produzido através do trabalho respiratório praticado durante os exercícios. Antônio Claudio Fretz, fisioterapeuta e instrutor do Maha Studio do Corpo, revela que, além de manter o físico em forma, o pilates alivia diversos sintomas típicos da TPM, como mau humor, tristeza, sensibilidade emocional, inchaço, baixa autoestima, cansaço, insônia e até ansiedade. Algumas posturas do ioga, por sua vez, corrigem disfunções decorrentes do climatério e da menopausa. Além disso, a técnica indiana energiza o aparelho reprodutor feminino e estimula os órgãos produtores de hormônios, como a tireoide, sendo indicada para casos de infertilidade, depressão, estresse e também para amenizar as desagradáveis dores nas costas (especialmente na lombar) que costumam acometer as mulheres durante o período menstrual.

Algumas posturas do ioga corrigem disfunções hormonais decorrentes do climatério e da menopausa

REFORÇO PARA A MEMÓRIA

Com a idade ou mesmo pela falta de estímulo, o cérebro pode deixar de fazer conexões. Ao mesmo tempo em que os músculos sofrem atrofia, a "falta de uso" dos neurônios pode causar perda de memória de curto prazo, esquecimento de datas ou até mesmo do lugar em que você estacionou o carro, por exemplo. Para prevenir esses eventos, os exercícios de pilates são uma boa alternativa. "Há um estímulo na concentração durante todas as aulas; sem ela, não conseguimos evoluir em nenhum exercício. Como consequência disso, passamos a realizar com mais atenção as tarefas do dia a dia, porque o praticante aprende a se concentrar, ter mais foco e acalmar a agitação mental por meio dessa atividade", afirma Patricia Bueno, diretora do Studio Pilates Patricia Bueno (SP).

Exercícios de pilates ajudam a ter mais foco e a acalmar a agitação mental, prevenindo a perda da memória de curto prazo

CAPÍTULO 4
TRATAMENTO NATURAL CONTRA DOENÇAS

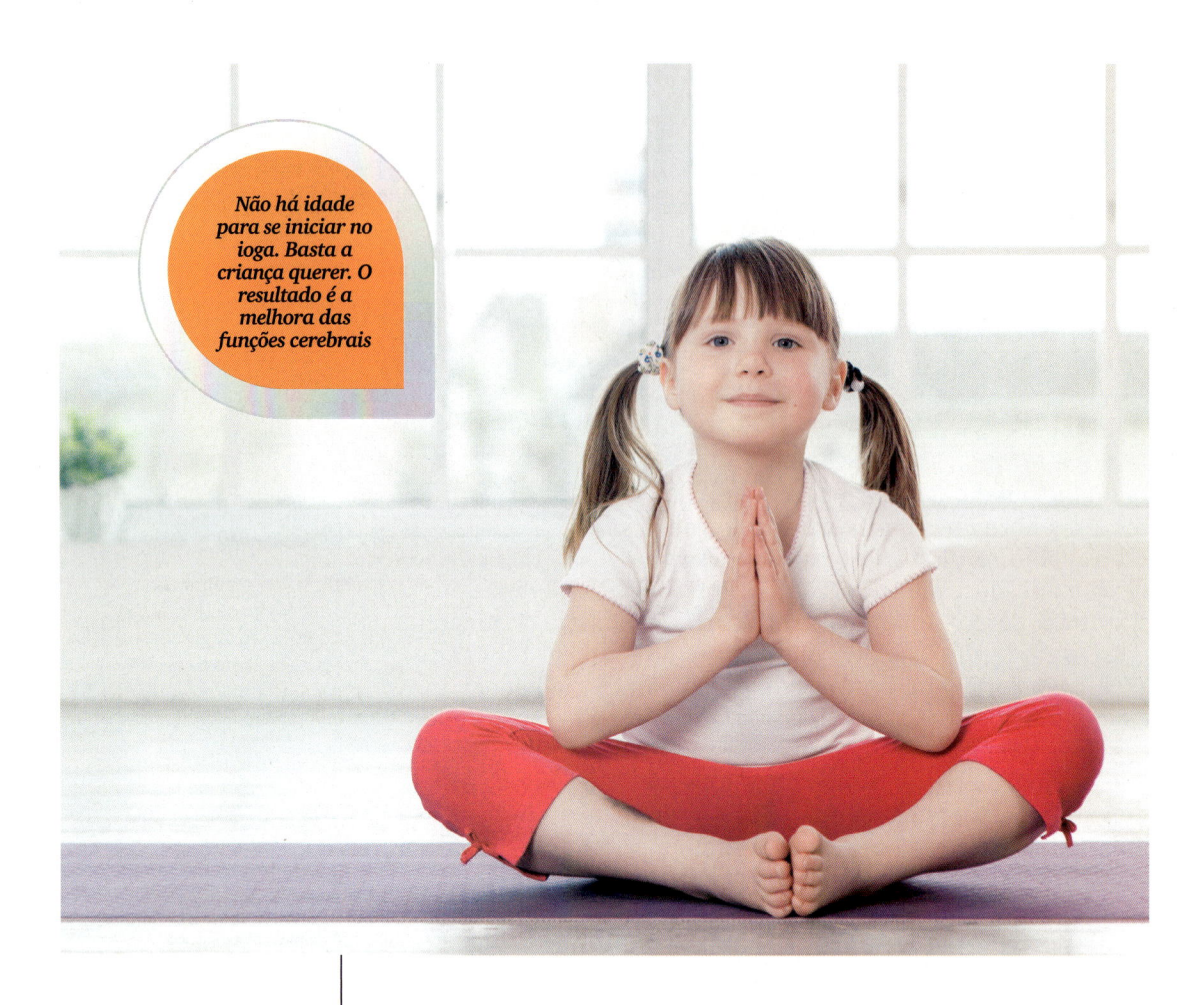

Não há idade para se iniciar no ioga. Basta a criança querer. O resultado é a melhora das funções cerebrais

Ioga infantil desenvolve a coordenação motora, a postura e a concentração. Tudo de forma lúdica, com histórias e brincadeiras

ALTERNATIVA PARA CRIANÇAS HIPERATIVAS

Seu filho parece estar sempre desligado e os professores reclamam que o rendimento dele em sala de aula não é satisfatório? Essas atitudes podem estar relacionadas à dificuldade de concentração, e uma solução para fazê-lo se dedicar mais às atividades diárias é recorrer ao ioga. Com os movimentos da técnica indiana, os pequenos desenvolvem a coordenação motora, postura, força, o equilíbrio e o alongamento, que resultam no fortalecimento dos músculos e do sistema imunológico, além de uma expressiva melhora nas funções cerebrais. "As mães têm receio de matricular os filhos no ioga, acreditando que sua hiperatividade poderá prejudicar o andamento da aula. Porém, a técnica é praticada de forma lúdica, com histórias e brincadeiras. A criança nem percebe que está fazendo uma aula e conquistando todos os seus benefícios, ainda que de forma subliminar", revela Lucia Sandri, professora de ioga. Ela esclarece que não há uma idade exata para iniciar a prática, basta a criança querer.

Ioga

PARA OS PEQUENOS

BORBOLETA
Junte as solas dos pés, segure-os com as mãos e deixe a coluna reta. Faça movimentos com os joelhos para cima e para baixo, como se as pernas fossem as asas de uma borboleta. Feche os olhos e sinta a sensação de calma enquanto imagina que está sobrevoando um belo jardim colorido.

ÁRVORE
Você sabia que pode ser como uma árvore? E assim como ela, você pode ficar firme e em equilíbrio? Posicione-se de pé e fixe seus olhos em um pontinho à sua frente. Enquanto respira, levante os braços, deixando as mãos unidas acima da cabeça. Atento ao pontinho que escolheu, coloque o pé esquerdo ao lado do joelho direito. Fique em equilíbrio, com o pé firme no chão, como as raízes de uma árvore. Procure deixar os ombros relaxados. Respire, desça os braços e coloque o pé esquerdo no chão. Repita o exercício, colocando o pé direito ao lado do joelho esquerdo. Ao terminar, deixe os braços ao lado do corpo, feche os olhos e perceba o rosto sereno. Crianças pequenas podem fazer essa postura encostadas na parede.

BONECO DE PANO
Fique de pé, com as pernas abertas na linha do seu quadril. Solte lentamente a cabeça e os braços, deixando-os bem soltinhos, como se você fosse um boneco de pano. Volte bem devagar, parte por parte de sua coluna, e por último a cabeça. Caso precise, dobre os joelhos. Sempre desfaça essa postura bem devagar. O boneco de pano melhora a concentração, remove o estresse e você fica renovado, cheio de energia!

COBRA
Deite de barriga para baixo, com as mãos ao lado dos ombros. Respire; levante os braços, o peito e a cabeça; e sibile como a cobra, fazendo "zizizizizi". Depois, deite-se lentamente, relaxe e perceba que você se recarregou de energia. A cobra só deve ser praticada no final de uma série, pois o corpo precisa estar aquecido e alongado. Ao terminar, sinta a força e a confiança que pairam no seu interior!

FOLHA DOBRADA
Depois da postura da cobra, você precisa relaxar as costas. Sente-se sobre os calcanhares com os joelhos lado a lado. Com os braços soltos, leve seu corpo para frente, como o movimento de uma folha caindo, até que a testa encoste no chão. As mãos devem ficar ao lado dos pés. Solte seu corpo, relaxe e sinta uma sensação de aconchego. Vá subindo bem devagar, parte por parte de suas costas, sentado sobre os calcanhares. Por último, levante a cabeça. Com a coluna reta, observe a respiração e mergulhe no oceano de calma dentro de você!

BALÃOZINHO
Deite-se e coloque um bichinho de pelúcia em cima do seu umbigo. Respire e comece a encher a sua barriga, como se fosse um balão, e perceba o bichinho subindo. Solte o ar, sinta o bichinho descendo, como se o balão murchasse. Com os olhos fechados, concentre-se no ponto entre as duas sobrancelhas, sem forçar, fazendo algumas vezes a respiração do balãozinho com concentração. No final, deixe os braços ao lado do corpo e relaxe.

CAPÍTULO 4
TRATAMENTO NATURAL CONTRA DOENÇAS

Pilates trabalha músculos, dá consciência postural e melhora a qualidade de vida entre idosos

Meditar e fazer posturas de ioga reduz a pressão arterial, o estresse e os níveis de inflamação após atividades físicas

AUTOCONFIANÇA NA TERCEIRA IDADE

O pilates integra corpo e mente, promove a consciência postural e traz melhor qualidade de vida, além de trabalhar os músculos de forma completa e satisfatória. São esses princípios que podem proporcionar mais qualidade de vida na terceira idade. "A prática do pilates ajuda na autoconfiança do idoso, o que é muito importante", conta a fisioterapeuta Paula Gissoni, sócia da PGFysio Fisioterapia Postural. "Na maior parte das vezes, o idoso sente a necessidade de se alongar, de se exercitar, e não sabe como. Em um estúdio de pilates, ele aprende mais sobre a filosofia, é tratado de forma individual, e suas necessidades se encaixam perfeitamente na atividade", diz a especialista.

REABILITAÇÃO PÓS-AVC

O pilates colabora bastante para a reabilitação de pessoas que sofreram um AVC (Acidente Vascular Cerebral). Isso porque a prática contribui para a recuperação dos movimentos, melhorando a respiração, a postura e a coordenação motora. Por meio dos exercícios, o equilíbrio é refeito e as conexões responsáveis pela sensação de segurança são restabelecidas, permitindo que, aos poucos, a pessoa volte a realizar suas atividades cotidianas sem grandes dificuldades.

IOGA PARA PROBLEMAS DE INSUFICIÊNCIA CARDÍACA

Um estudo publicado no *Journal of Cardiac Failure* concluiu que a prática do ioga é bastante benéfica para a qualidade de vida de pacientes com insuficiência cardíaca. De acordo com a pesquisa, pessoas que combinam a técnica indiana ao tratamento convencional do problema podem ser mais tolerantes a atividades físicas e ter os níveis de inflama-

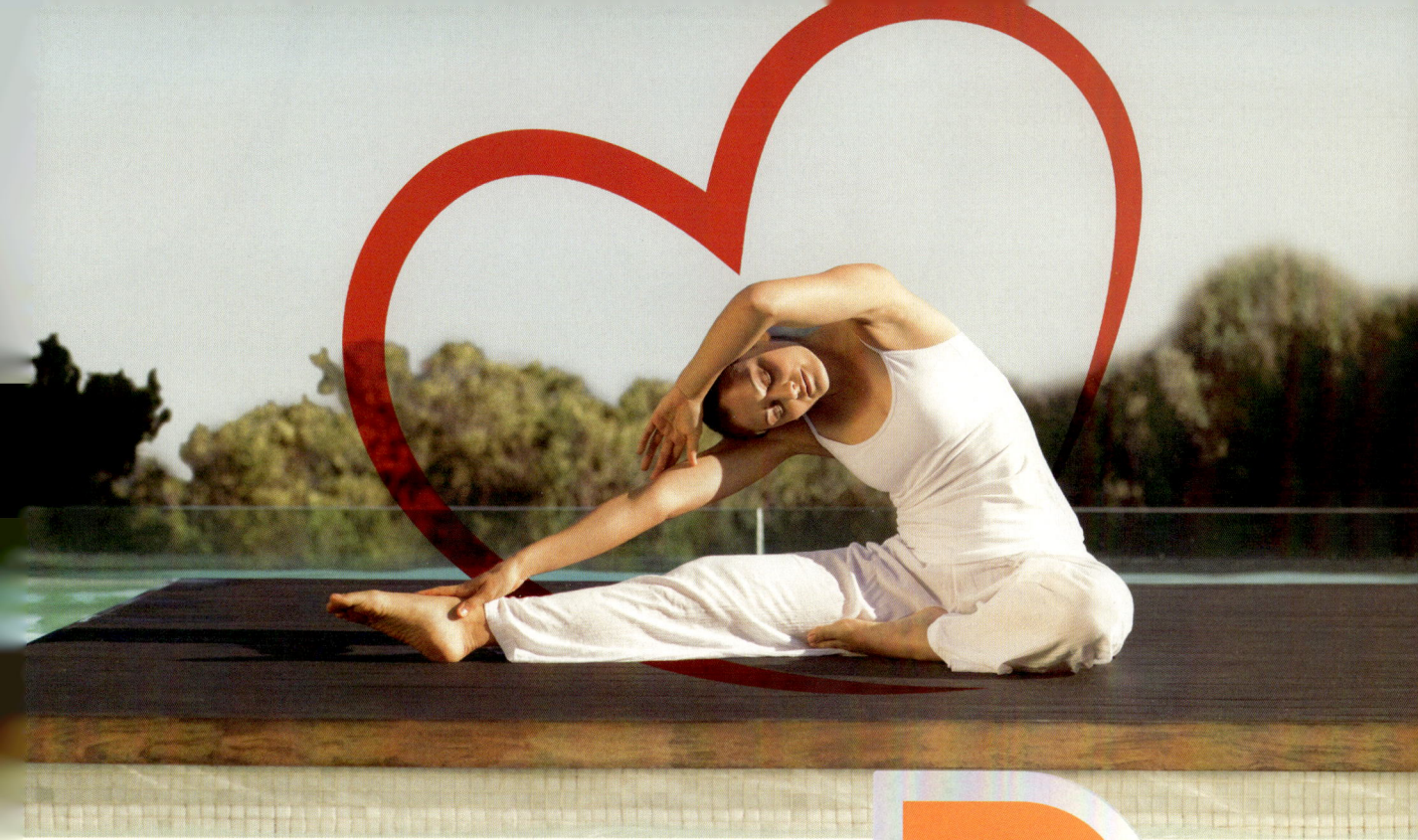

A prática regular do ioga reduz episódios de crise de arritmia cardíaca pela metade, aponta estudo

ção reduzidos. Entre os pacientes avaliados, 18% dos que participaram de um programa de ioga passaram a realizar exercícios com mais facilidade. Outros resultados satisfatórios foram a redução de inflamações e a melhora da qualidade de vida em 25,7% dos praticantes. "O ioga está relacionado ao bem-estar e à tranquilidade. A prática diminui a pressão e os níveis de estresse, por isso é recomendada paralelamente ao tratamento convencional", esclarece o cardiologista Daniel Magnoni, do Instituto Dante Pazzanese de Cardiologia. Segundo ele, a técnica também é indicada em casos de hipertensão arterial e arritmias cardíacas.

CORAÇÃO DENTRO DO RITMO

Pesquisadores da Universidade do Kansas (EUA) descobriram que pessoas com ritmo cardíaco irregular podem ter os episódios de crise reduzidos à metade caso adotem a prática do ioga. Para chegarem a essa conclusão, foram acompanhados 49 pacientes que sofrem de fibrilação atrial, uma afecção de ritmo cardíaco que acontece quando os sinais elétricos naturais do coração disparam de maneira desorganizada, provocando agitação dos batimentos cardíacos. Durante os três primeiros meses, os pacientes seguiram suas rotinas de exercícios habituais. Nos três meses seguintes, fizeram três sessões de ioga por semana com um instrutor certificado. Além disso, foram incentivados a praticar a técnica em casa com a ajuda de um DVD instrutivo. Segundo os cientistas, o ioga reduziu pela metade os episódios de arritmia. Também diminuiu os índices de depressão e melhorou a saúde em geral, dando mais vitalidade, sociabilização e bem-estar mental.

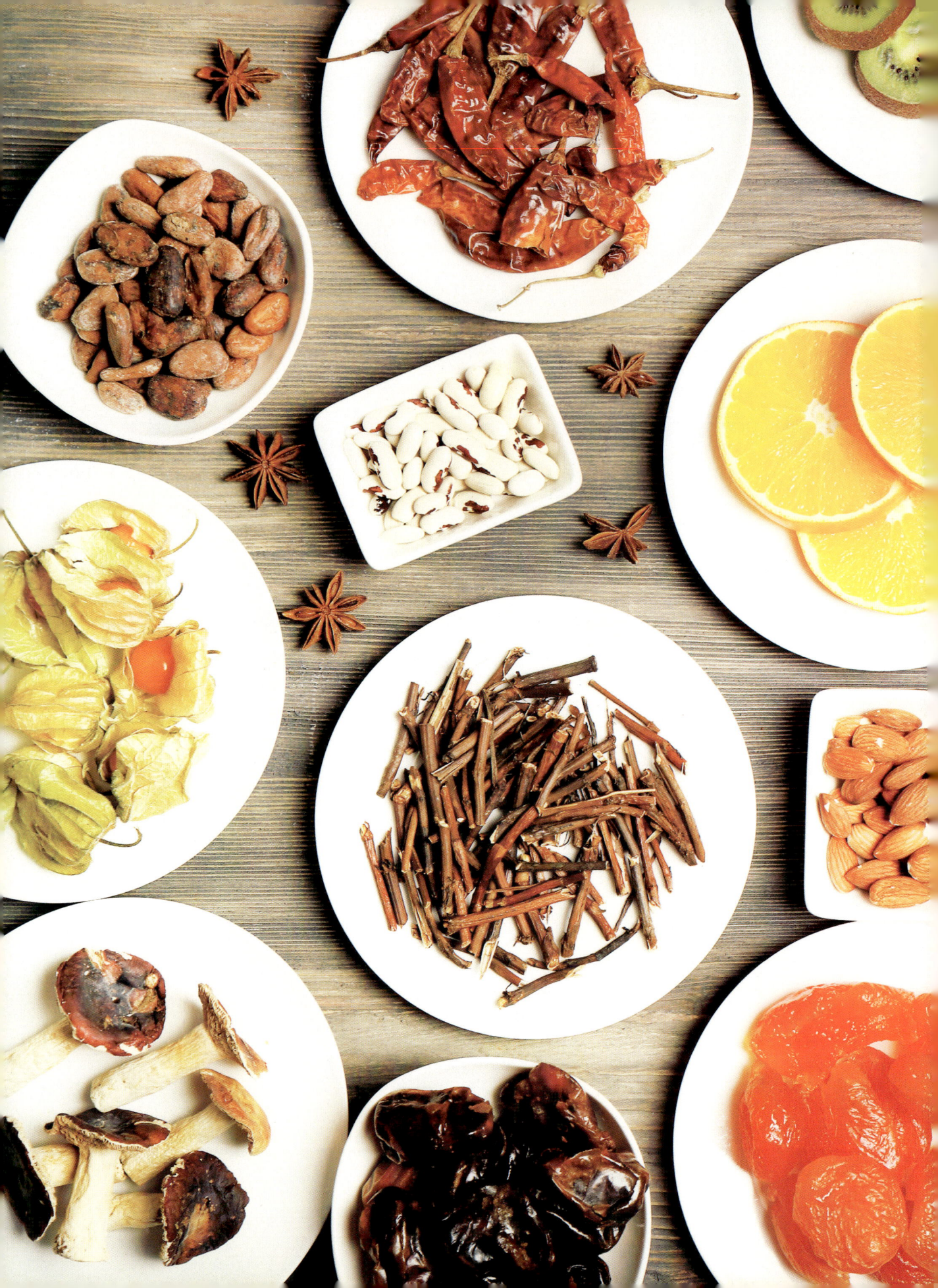

CAPÍTULO 5

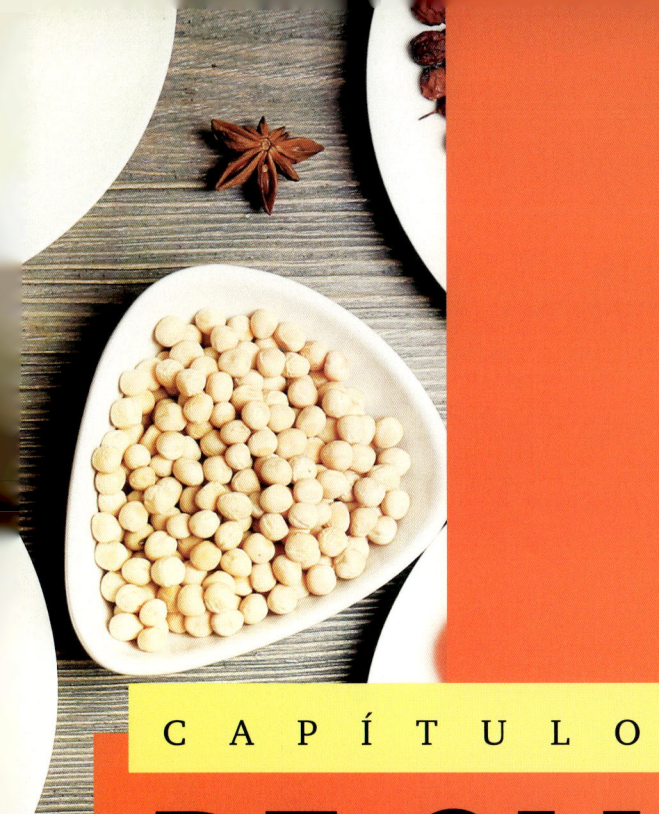

DE OLHO NA SUA *alimentação*

Quem pratica pilates, ioga ou exercícios funcionais pode turbinar os resultados com pequenas mudanças no cardápio. Aprenda a fazer receitas com os ingredientes certos e sinta a diferença

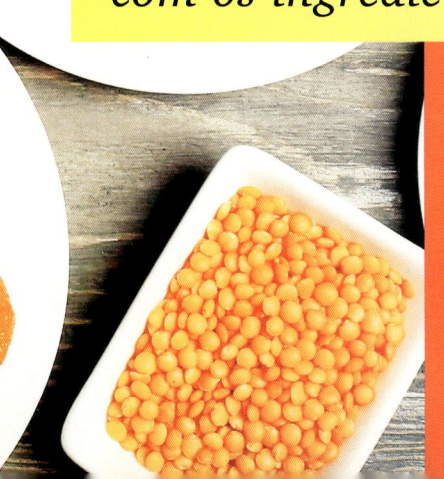

CAPÍTULO 5
RECEITAS

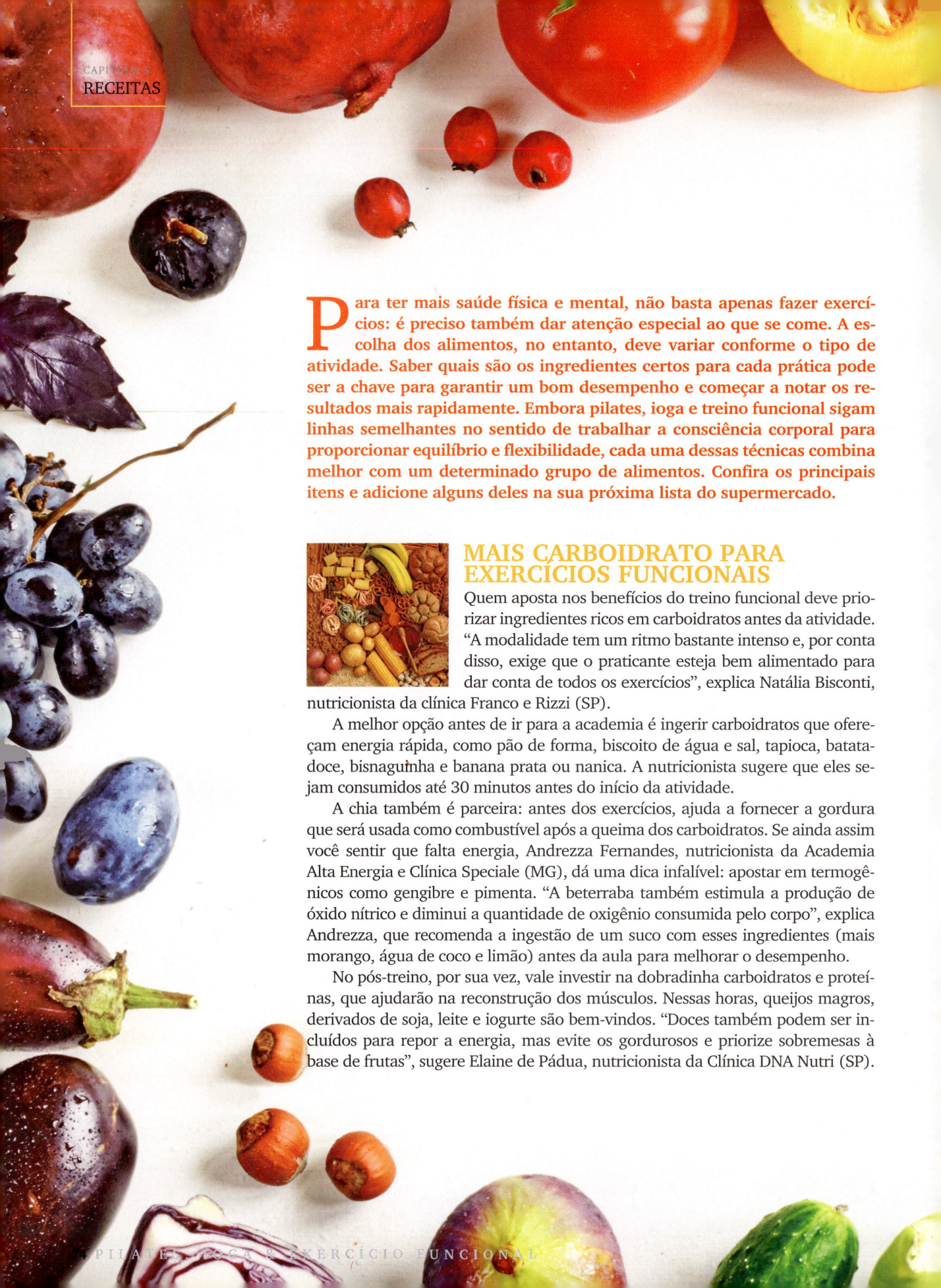

Para ter mais saúde física e mental, não basta apenas fazer exercícios: é preciso também dar atenção especial ao que se come. A escolha dos alimentos, no entanto, deve variar conforme o tipo de atividade. Saber quais são os ingredientes certos para cada prática pode ser a chave para garantir um bom desempenho e começar a notar os resultados mais rapidamente. Embora pilates, ioga e treino funcional sigam linhas semelhantes no sentido de trabalhar a consciência corporal para proporcionar equilíbrio e flexibilidade, cada uma dessas técnicas combina melhor com um determinado grupo de alimentos. Confira os principais itens e adicione alguns deles na sua próxima lista do supermercado.

MAIS CARBOIDRATO PARA EXERCÍCIOS FUNCIONAIS

Quem aposta nos benefícios do treino funcional deve priorizar ingredientes ricos em carboidratos antes da atividade. "A modalidade tem um ritmo bastante intenso e, por conta disso, exige que o praticante esteja bem alimentado para dar conta de todos os exercícios", explica Natália Bisconti, nutricionista da clínica Franco e Rizzi (SP).

A melhor opção antes de ir para a academia é ingerir carboidratos que ofereçam energia rápida, como pão de forma, biscoito de água e sal, tapioca, batata-doce, bisnaguinha e banana prata ou nanica. A nutricionista sugere que eles sejam consumidos até 30 minutos antes do início da atividade.

A chia também é parceira: antes dos exercícios, ajuda a fornecer a gordura que será usada como combustível após a queima dos carboidratos. Se ainda assim você sentir que falta energia, Andrezza Fernandes, nutricionista da Academia Alta Energia e Clínica Speciale (MG), dá uma dica infalível: apostar em termogênicos como gengibre e pimenta. "A beterraba também estimula a produção de óxido nítrico e diminui a quantidade de oxigênio consumida pelo corpo", explica Andrezza, que recomenda a ingestão de um suco com esses ingredientes (mais morango, água de coco e limão) antes da aula para melhorar o desempenho.

No pós-treino, por sua vez, vale investir na dobradinha carboidratos e proteínas, que ajudarão na reconstrução dos músculos. Nessas horas, queijos magros, derivados de soja, leite e iogurte são bem-vindos. "Doces também podem ser incluídos para repor a energia, mas evite os gordurosos e priorize sobremesas à base de frutas", sugere Elaine de Pádua, nutricionista da Clínica DNA Nutri (SP).

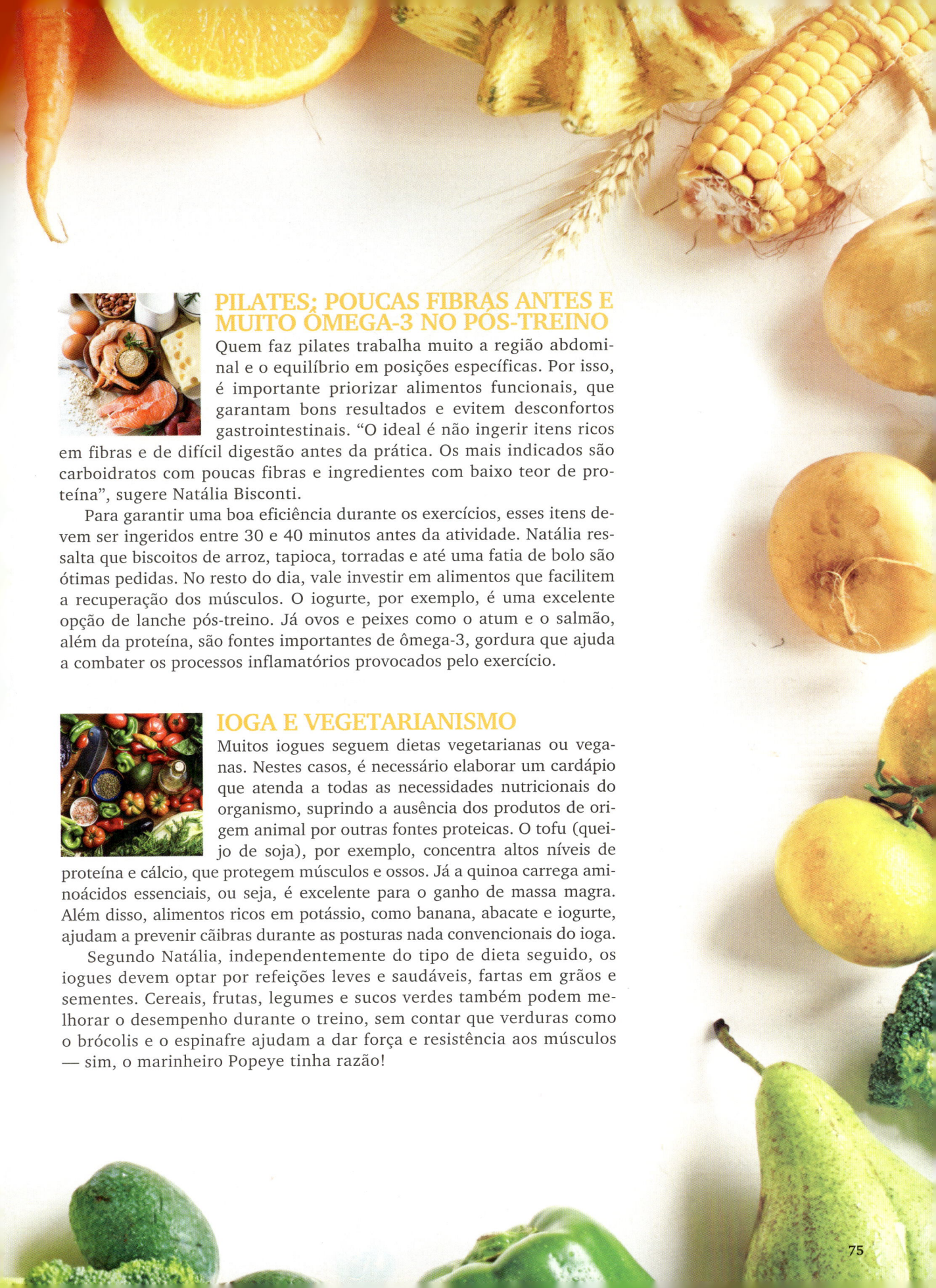

PILATES: POUCAS FIBRAS ANTES E MUITO ÔMEGA-3 NO PÓS-TREINO

Quem faz pilates trabalha muito a região abdominal e o equilíbrio em posições específicas. Por isso, é importante priorizar alimentos funcionais, que garantam bons resultados e evitem desconfortos gastrointestinais. "O ideal é não ingerir itens ricos em fibras e de difícil digestão antes da prática. Os mais indicados são carboidratos com poucas fibras e ingredientes com baixo teor de proteína", sugere Natália Bisconti.

Para garantir uma boa eficiência durante os exercícios, esses itens devem ser ingeridos entre 30 e 40 minutos antes da atividade. Natália ressalta que biscoitos de arroz, tapioca, torradas e até uma fatia de bolo são ótimas pedidas. No resto do dia, vale investir em alimentos que facilitem a recuperação dos músculos. O iogurte, por exemplo, é uma excelente opção de lanche pós-treino. Já ovos e peixes como o atum e o salmão, além da proteína, são fontes importantes de ômega-3, gordura que ajuda a combater os processos inflamatórios provocados pelo exercício.

IOGA E VEGETARIANISMO

Muitos iogues seguem dietas vegetarianas ou veganas. Nestes casos, é necessário elaborar um cardápio que atenda a todas as necessidades nutricionais do organismo, suprindo a ausência dos produtos de origem animal por outras fontes proteicas. O tofu (queijo de soja), por exemplo, concentra altos níveis de proteína e cálcio, que protegem músculos e ossos. Já a quinoa carrega aminoácidos essenciais, ou seja, é excelente para o ganho de massa magra. Além disso, alimentos ricos em potássio, como banana, abacate e iogurte, ajudam a prevenir cãibras durante as posturas nada convencionais do ioga.

Segundo Natália, independentemente do tipo de dieta seguido, os iogues devem optar por refeições leves e saudáveis, fartas em grãos e sementes. Cereais, frutas, legumes e sucos verdes também podem melhorar o desempenho durante o treino, sem contar que verduras como o brócolis e o espinafre ajudam a dar força e resistência aos músculos — sim, o marinheiro Popeye tinha razão!

CAPÍTULO 5
RECEITAS

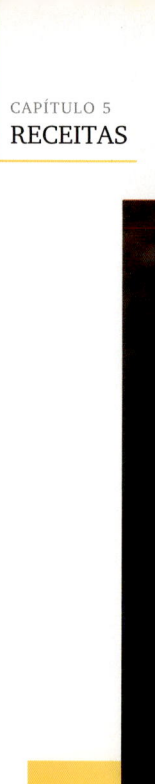

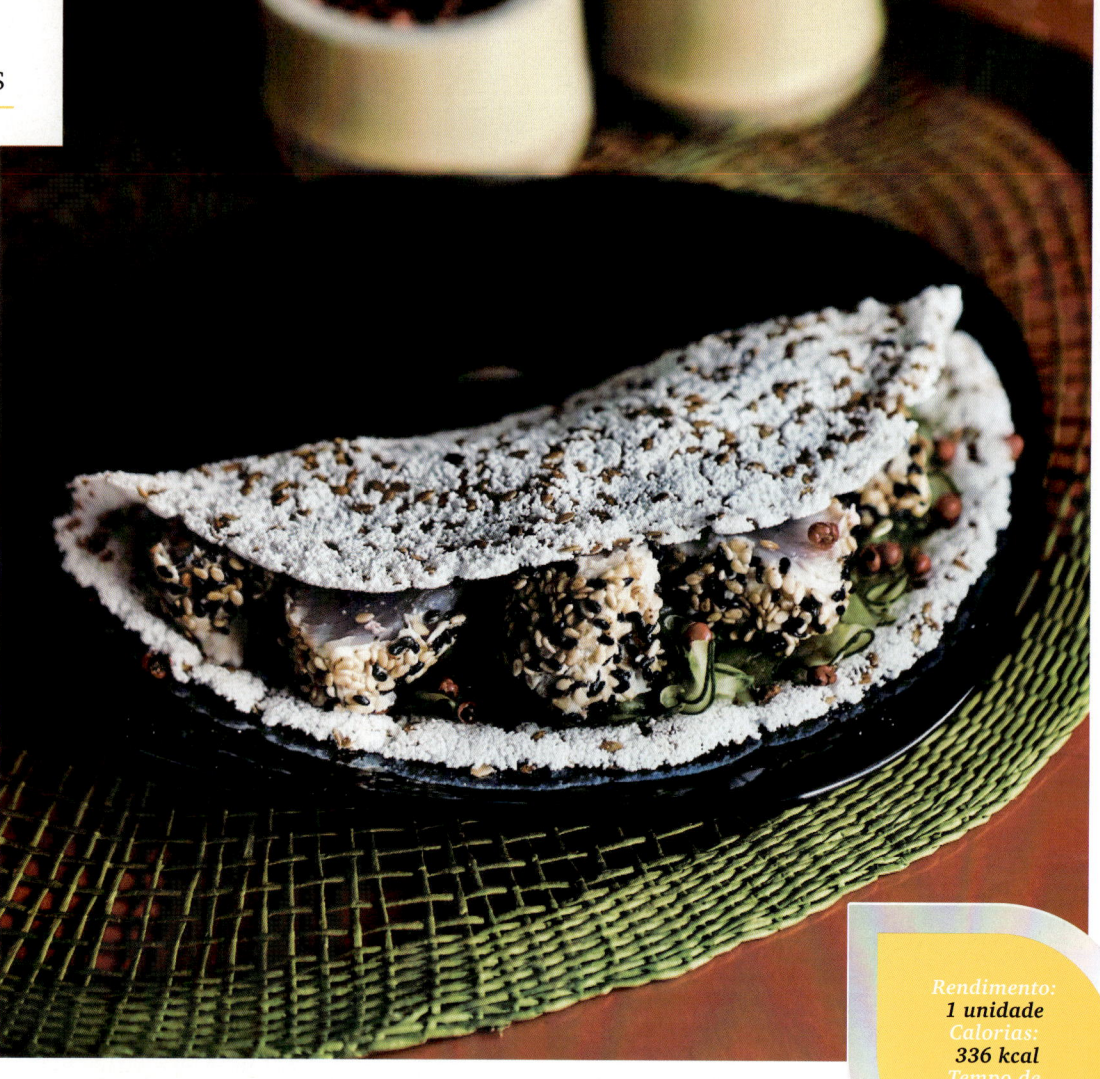

PILATES

Casa Mani/ Divulgação

Tapioca de linhaça com atum selado

Rendimento:
1 unidade
Calorias:
336 kcal
Tempo de preparo:
20 minutos

INGREDIENTES
- 3 ou 4 col. (sopa) de tapioca
- ½ col. (sopa) de linhaça
- 100 g de atum fresco
- 1 fio de azeite
- Gergelim preto e gergelim branco (para empanar o atum)
- ½ pepino tipo japonês
- 1 pitada de sal
- 1 pitada de açúcar
- Pimenta rosa a gosto

MODO DE PREPARO
1) Corte o pepino em fatias bem finas. Polvilhe sal e açúcar sobre elas e reserve.
2) Depois de alguns minutos, o pepino soltará bastante líquido. Despreze este líquido e reserve a salada.
3) Misture a linhaça na tapioca e reserve.
4) Misture os dois tipos de gergelim e passe o pedaço de atum fresco neles, pressionando bem para empanar.
5) Aqueça uma frigideira e coloque um fio de azeite. Doure o atum brevemente por todos os lados, de maneira que esteja tostado em volta e ainda cru no centro.
6) Corte o atum em fatias com cerca de 1 cm.
7) Disponha a salada de pepino, as fatias de atum selado e a pimenta rosa sobre a tapioca assada. Feche e sirva em seguida.

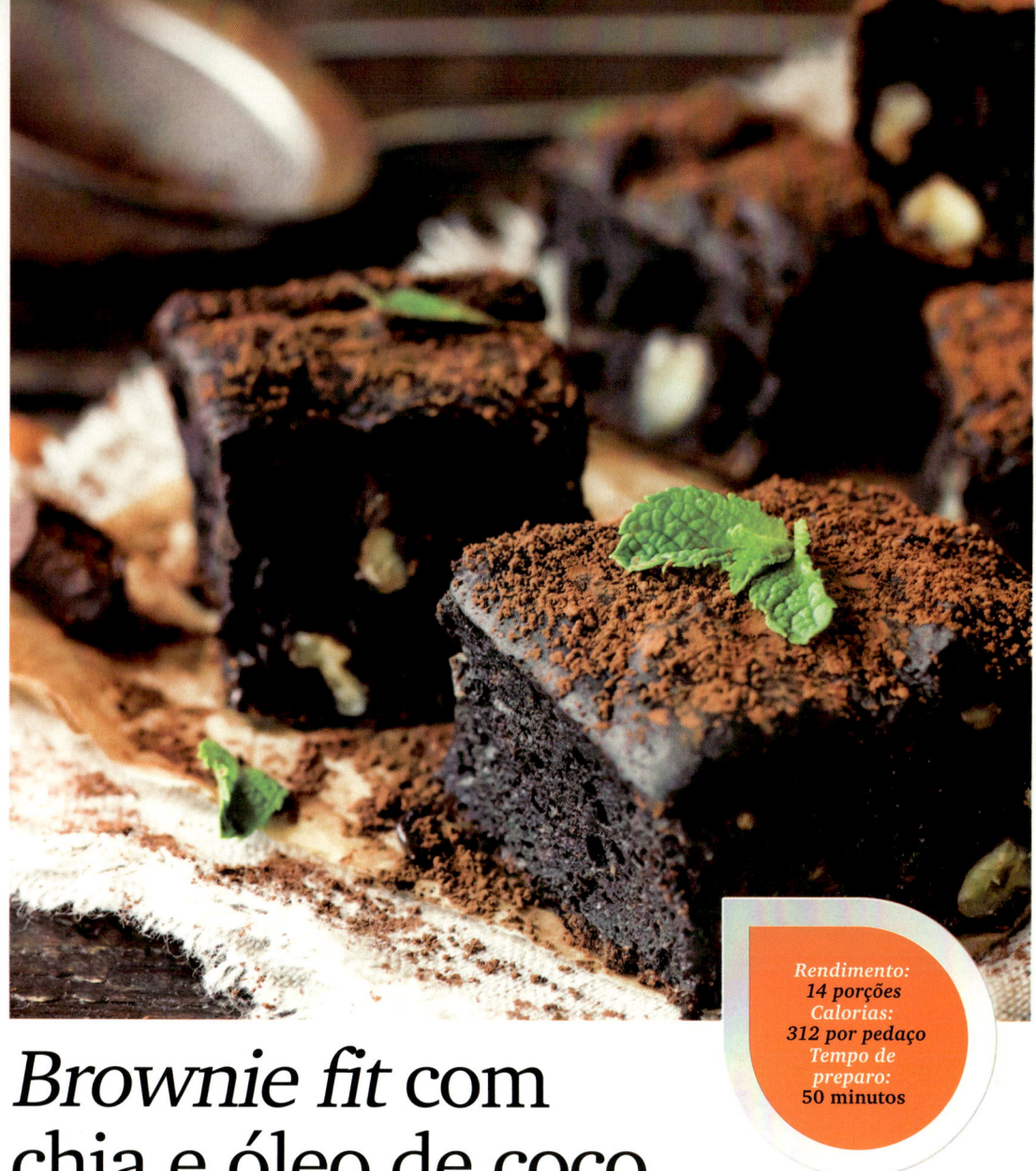

Brownie fit com chia e óleo de coco

Rendimento: 14 porções
Calorias: 312 por pedaço
Tempo de preparo: 50 minutos

INGREDIENTES
- 2 xíc. (chá) de leite desnatado
- 2 xíc. (chá) de farinha de trigo integral, aveia ou farinha de linhaça
- 1 xíc. (chá) de óleo de coco
- 2 ovos grandes inteiros
- 1 e ½ xíc. (chá) de semente de chia
- 1 xíc. (chá) de castanhas ou amêndoas picadas (opcional)
- ½ xíc. (chá) de açúcar demerara
- 1 col. (sopa) de fermento em pó químico
- 1 e ½ xíc. (chá) de cacau em pó

MODO DE PREPARO
1) Bata no liquidificador o leite quente com a farinha escolhida até obter uma massa leve e homogênea. Acrescente o óleo e os ovos. Bata novamente até virar uma mistura fina. Reserve.
2) Misture em uma vasilha a semente de chia, o chocolate e o açúcar demerara.
3) Despeje a mistura do liquidificador sobre os ingredientes secos, misturando bem e batendo em batedeira elétrica. Por último, acrescente o fermento em pó químico e mexa com uma colher, sem bater.
4) Despeje a massa em uma forma untada e enfarinhada. Asse em forno médio preaquecido.

CAPÍTULO 5
RECEITAS

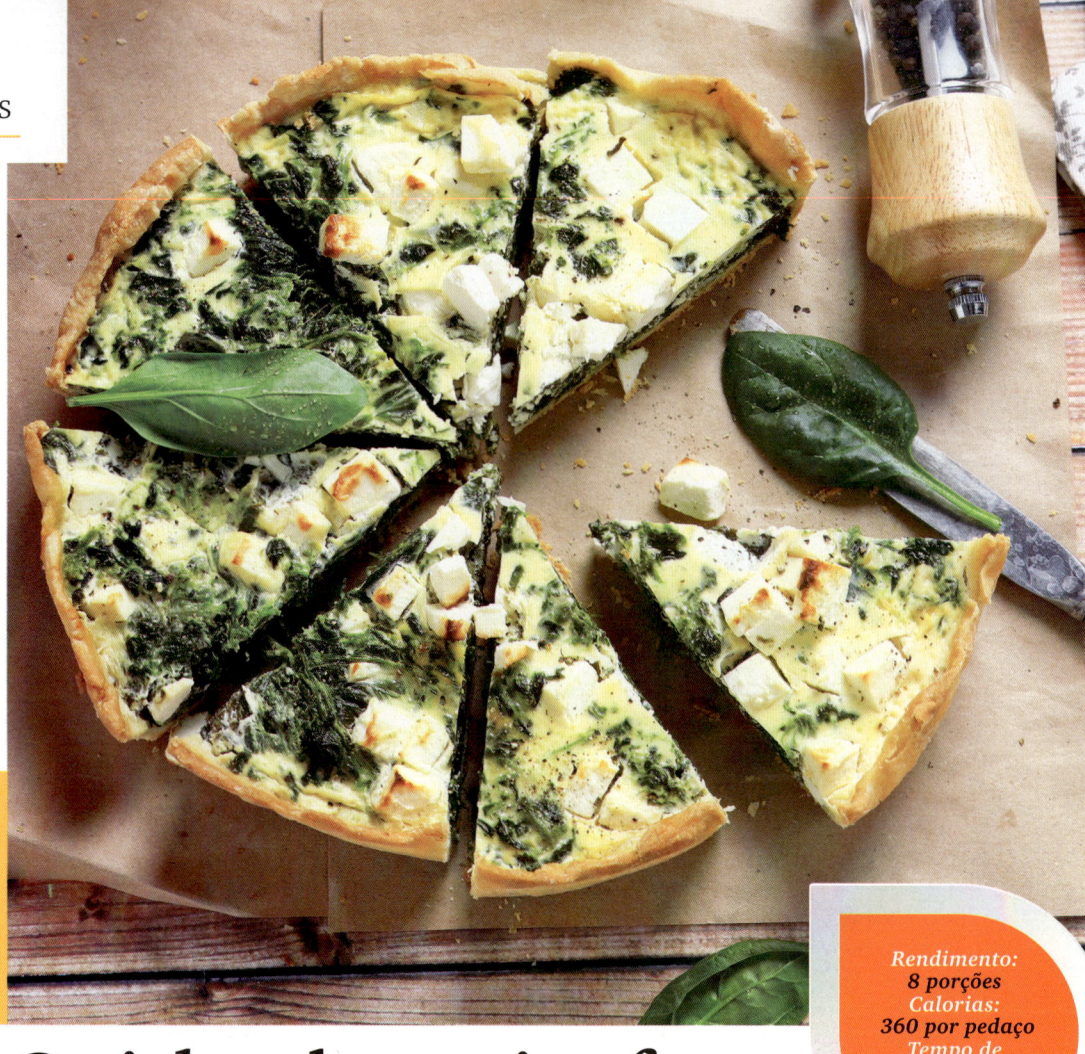

IOGA

Quiche de espinafre com massa de inhame

Rendimento: **8 porções**
Calorias: **360 por pedaço**
Tempo de preparo: **45 minutos**

INGREDIENTES

Massa:
- 100 g de inhame cozido
- 1 xíc. (chá) de farinha de painço
- 1 xíc. (chá) de farinha de trigo sarraceno ou de grão-de-bico
- ½ xíc. (chá) de leite de coco caseiro
- 1 col. (sopa) de manteiga *ghee* ou óleo de coco
- 2 col. (sopa) de semente de chia
- 1 pitada de sal

Recheio:
- 1 maço de espinafre orgânico
- 2 ovos
- ½ tablete de ricota esfarelado com garfo
- Sal e pimenta-do-reino a gosto

MODO DE PREPARO

1) Misture todos os ingredientes da massa com a mão até ficar homogênea. Molde a assadeira com a massa. Não precisa untar.
2) Leve a massa para o forno preaquecido por 20 minutos. Ela vai assar, mas não dourar.
3) Enquanto isso, prepare o recheio. Leve a uma panela as folhas de espinafre bem lavadas e deixe cozinhar até murchar.
4) Desligue o fogo, pique o espinafre e, com a panela já fria, adicione a ricota, o sal, a pimenta e os ovos batidos.
5) Retire a massa do forno, despeje o recheio e retorne ao forno para terminar de assar por mais 15 minutos em média, até dourar as pontinhas.

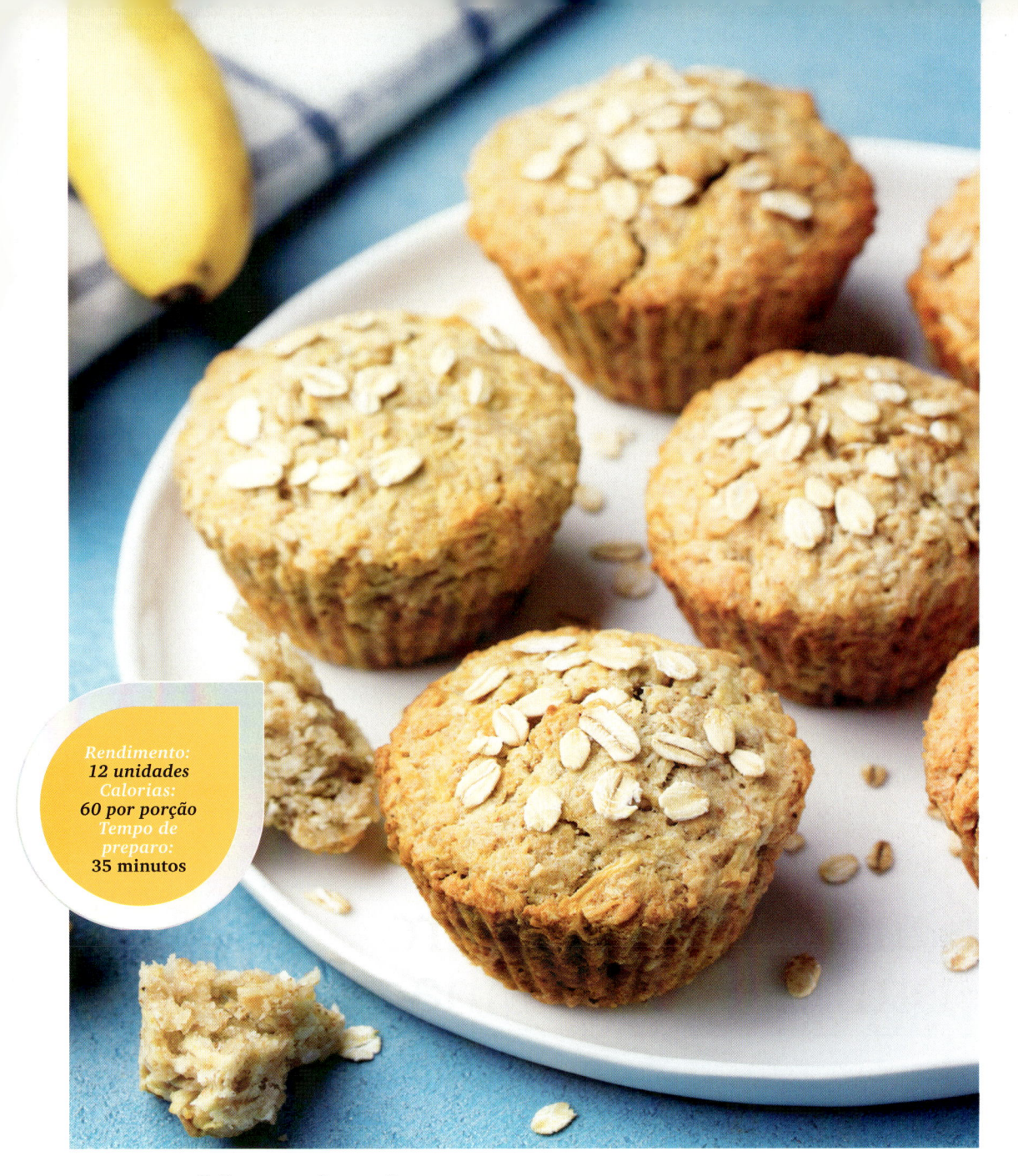

Rendimento:
12 unidades
Calorias:
60 por porção
Tempo de preparo:
35 minutos

Muffin de banana

INGREDIENTES
- 3 bananas
- 3 ovos inteiros
- 3 col. (sobremesa) de adoçante em pó (sucralose, culinário ou xylitol)
- ½ xíc. (chá) de água
- 1 xíc. (chá) de aveia em flocos
- 1 col. (sopa) de canela em pó
- 1 col. (chá) de fermento em pó
- 2 col. (sopa) de uva-passa
- 1 col. (sopa) de cacau orgânico
- 1 col. (sopa) de óleo de coco

MODO DE PREPARO
1) Bata tudo no liquidificador e, quando estiver homogêneo, coloque a uva-passa.
2) Despeje nas forminhas de *muffin* e leve ao forno por 30 minutos, a 210ºC.

CAPÍTULO 5
RECEITAS

EXERCÍCIO FUNCIONAL

Pão de queijo de batata-doce

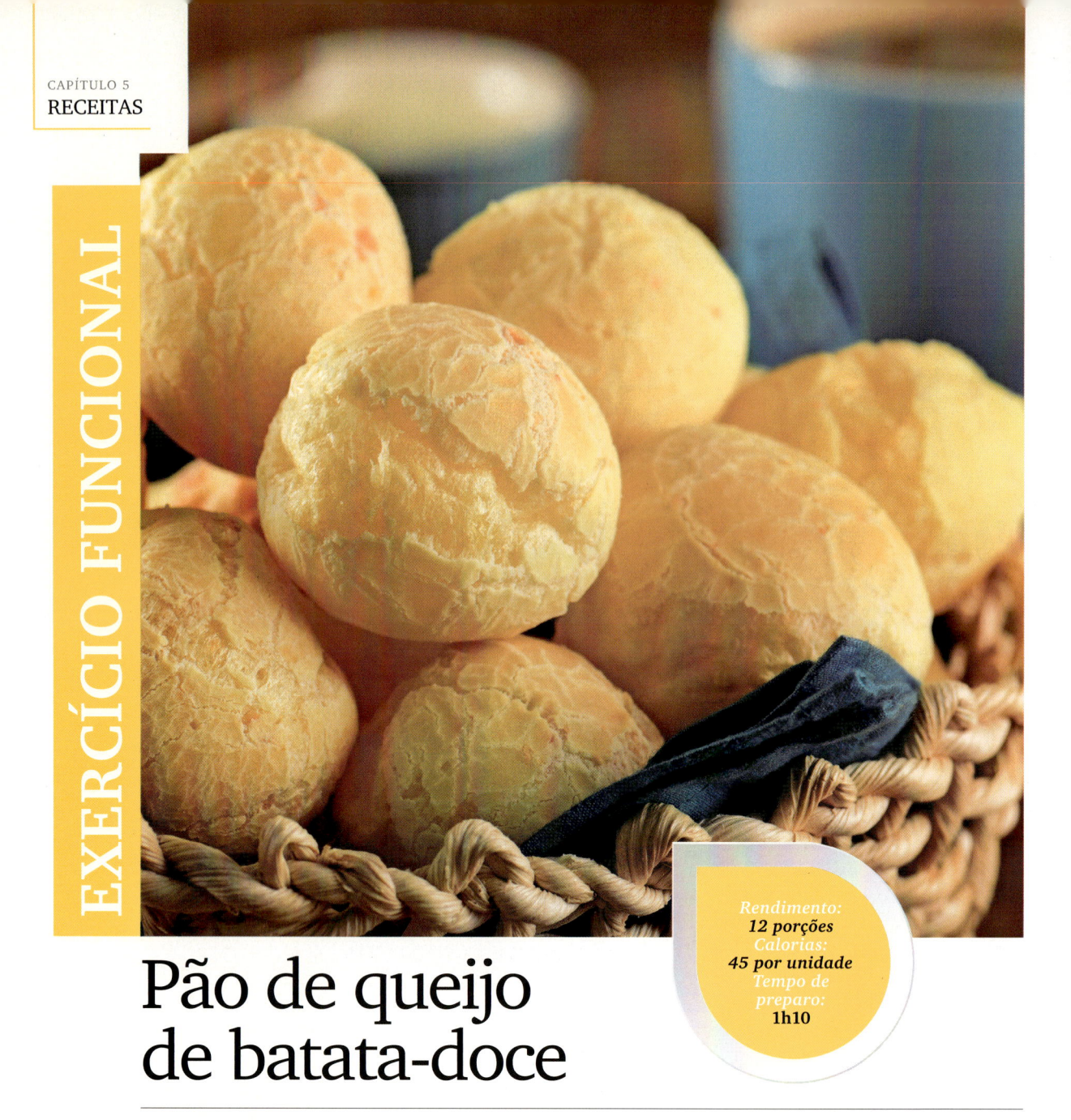

Rendimento: **12 porções**
Calorias: **45 por unidade**
Tempo de preparo: **1h10**

INGREDIENTES
- 100 g de batata-doce cozida e amassada
- 2 col. (sobremesa) de queijo *cottage*
- 1 xíc. (chá) de polvilho azedo ou doce
- 1 ovo
- 1 col. (café) de fermento em pó
- Óleo ou azeite para untar a forma
- Sal e ervas a gosto

MODO DE PREPARO
1) Descasque a batata-doce e cozinhe-a na panela de pressão por 10 minutos ou na panela convencional até ela ficar bem macia.
2) Coloque a batata-doce em um prato e amasse usando um garfo fino.
3) Em um recipiente de vidro, misture a batata-doce com os demais ingredientes.
4) Usando as mãos, faça bolas médias, coloque-as em um prato e deixe-as descansar por 10 minutos na geladeira para que a massa do pão de queijo fique bem firme.
5) Unte uma assadeira com óleo ou azeite e coloque as bolinhas.
6) Asse no forno preaquecido a 180°C durante 30 minutos.

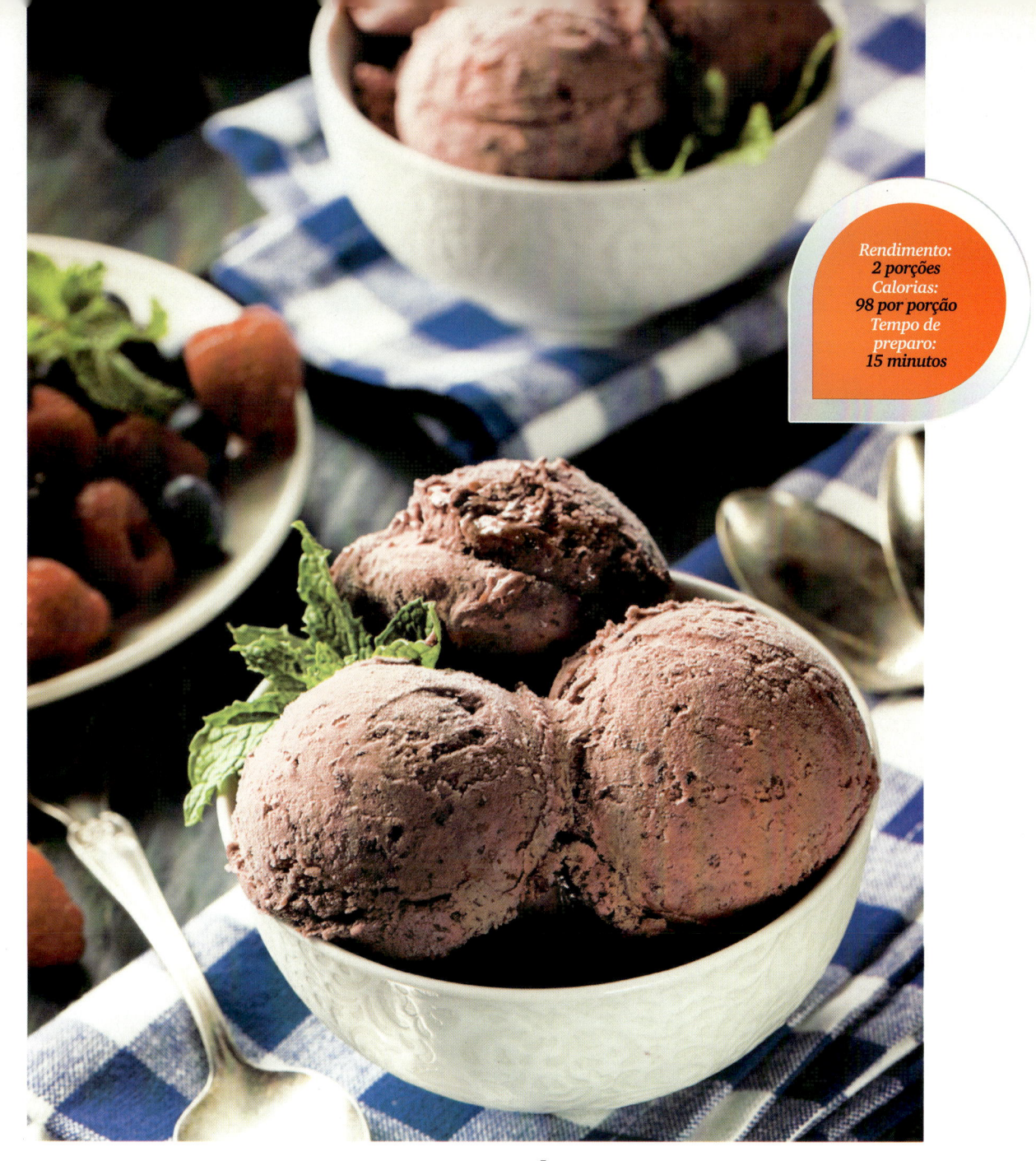

Rendimento: 2 porções
Calorias: 98 por porção
Tempo de preparo: 15 minutos

Sorvete termogênico para o pré-treino

INGREDIENTES
- 2 bananas maduras congeladas
- 1 xíc. (chá) de frutas vermelhas congeladas (amora, framboesa e mirtilo)
- 1 cm de gengibre
- 1 col. (sopa) de chia

MODO DE PREPARO
1) Bata todos os ingredientes congelados no processador ou liquidificador até que vire uma massa homogênea.
2) Decore com frutas vermelhas e sirva em seguida.

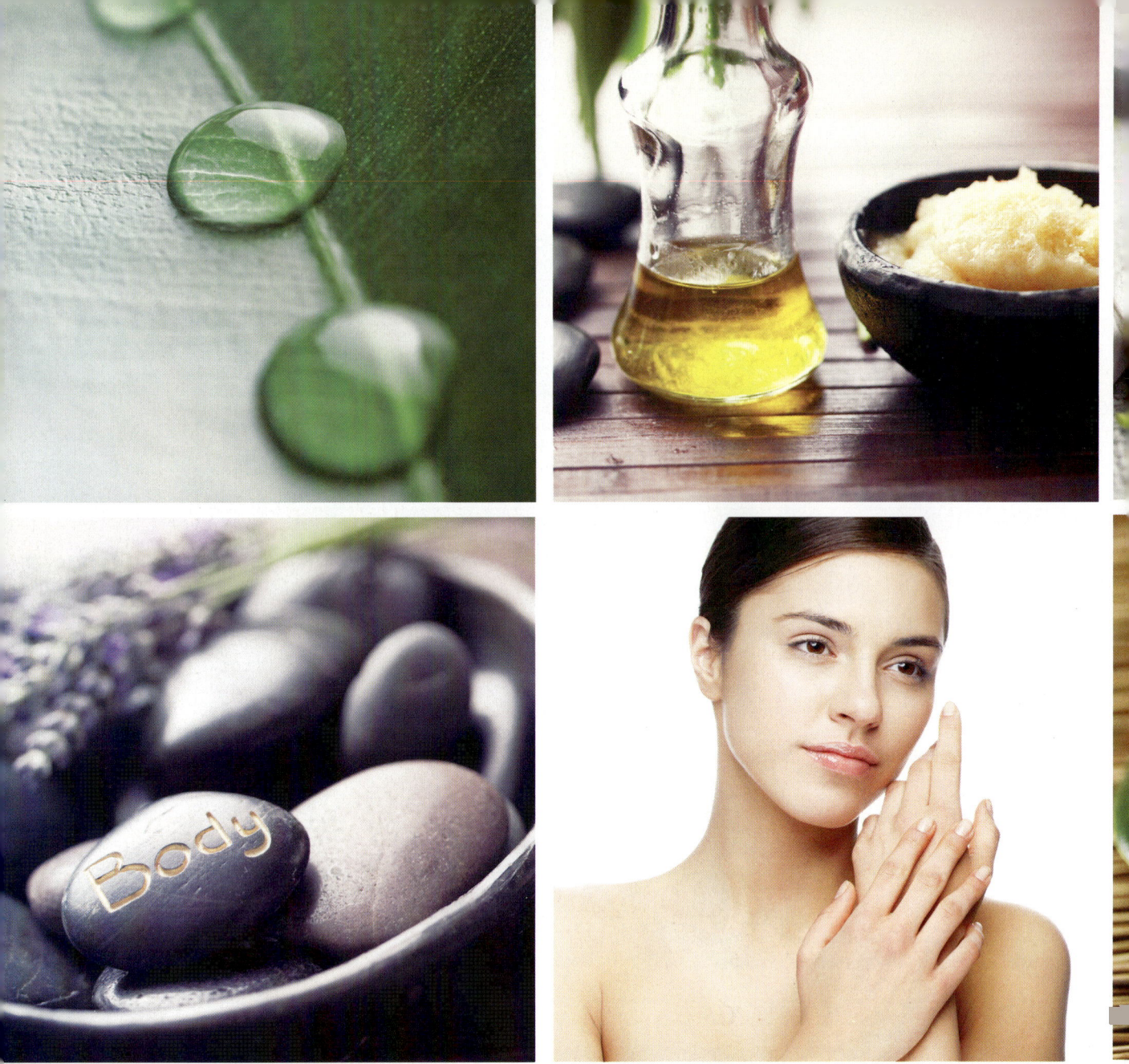

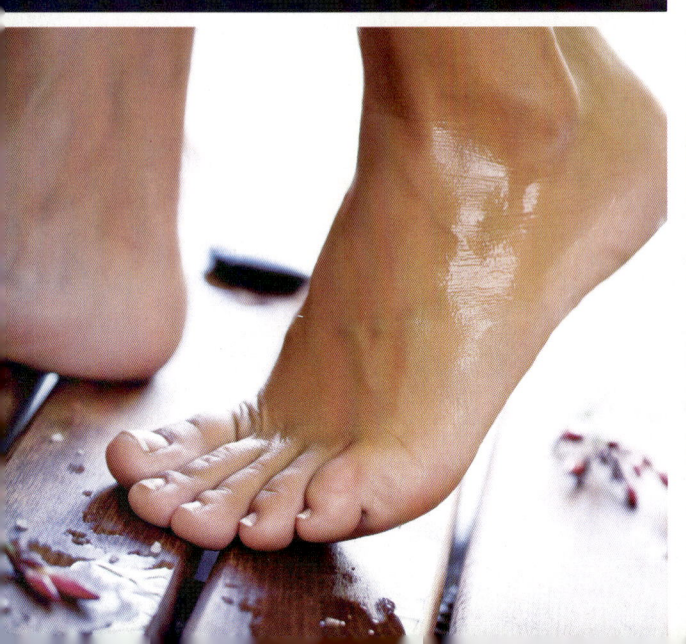

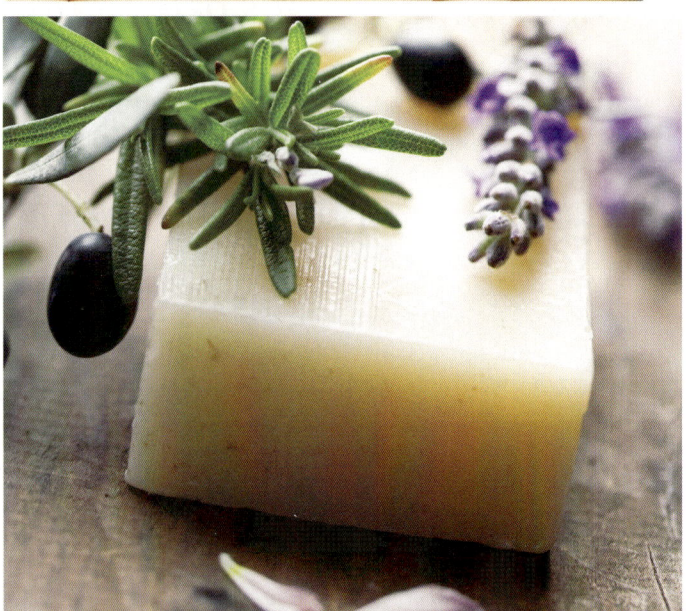

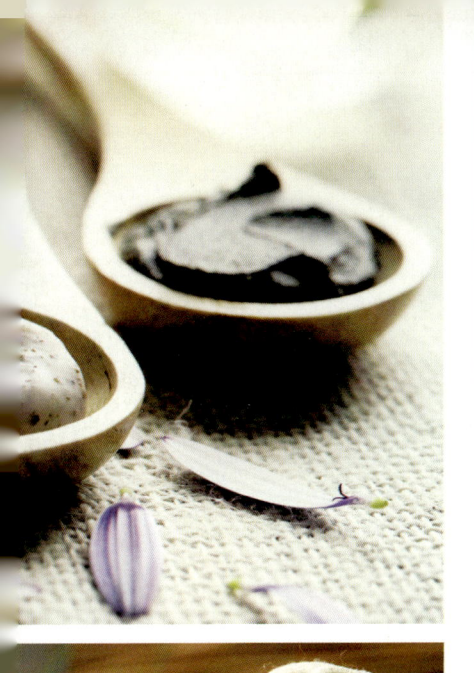

CAPÍTULO 6

CONHEÇA OUTRAS *terapias*

Práticas Integrativas e Complementares têm crescido no Brasil, e várias delas já estão disponíveis pelo Sistema Único de Saúde. Saiba quais são os benefícios e fundamentos de algumas especialidades

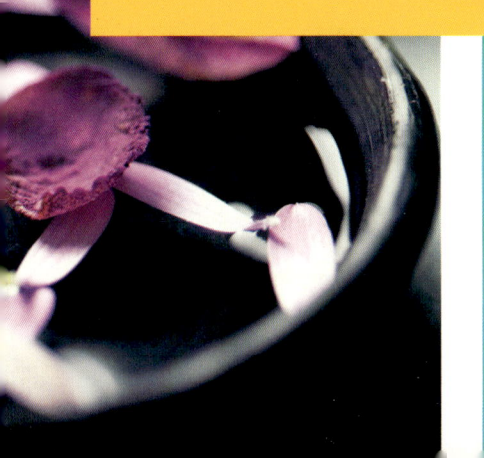

CAPÍTULO 6
OUTRAS TERAPIAS

A crescente demanda de pacientes à procura de métodos de cura não convencionais e as recentes descobertas da ciência comprovando os benefícios que a maioria desses tratamentos pode trazer ao organismo levaram o Sistema Único de Saúde (SUS) a inserir diversos recursos terapêuticos em sua lista de serviços. A maioria foi incluída em 2017 à Política Nacional de Práticas Integrativas e Complementares (PNPIC), que reúne terapias voltadas à cura e prevenção de transtornos como depressão, ansiedade e pressão alta.

Esses procedimentos já eram oferecidos por vários municípios brasileiros, de acordo com dados do Programa de Melhoria do Acesso e da Qualidade na Atenção Básica (PMAQ-AB), mas, com as inclusões, o Ministério da Saúde passou a ter informações qualificadas dessas práticas. Desde a implementação das primeiras especialidades, em 2006, a procura e o acesso de usuários do SUS a tratamentos como homeopatia, fitoterapia e medicina tradicional chinesa cresceu exponencialmente. Hoje, cerca de 30% das Unidades Básicas de Saúde (UBSs) de todo o Brasil oferecem algum tipo de Prática Integrativa e Complementar. Confira a seguir os fundamentos, aplicações e benefícios das principais modalidades disponíveis em hospitais e centros de atenção da rede pública.

> **INFORME-SE**
> Para descobrir quais Práticas Integrativas e Complementares (PICs) oferecidas pelo SUS estão disponíveis na sua região, a Coordenação Geral de Gestão da Atenção Básica (CGGAB) recomenda que cada cidadão entre em contato com a Secretaria de Saúde do seu município.

Dança Circular

Primeiro, aprende-se o passo, que deve ser treinado em uma roda. Depois, passa-se a dançar a música para internalizar os movimentos e liberar a mente, o corpo e o espírito. Essa é a proposta das Danças Circulares Sagradas, desenvolvidas pelo coreógrafo alemão Bernhard Wosien em 1976.

A modalidade chegou ao Brasil na década de 1990 e se espalhou por escolas, parques, hospitais e até empresas. Um dos objetivos é instigar o sentimento de união em grupo. De mãos dadas, os indivíduos têm a oportunidade de aquietar suas emoções, aprimorando a concentração e a memória. No Recife (PE), a Unidade de Cuidados Integrais à Saúde (UCIS) Professor Guilherme Abath oferece encontros de Dança Circular Sagrada para prevenir e tratar doenças. As rodas são formadas por pessoas com ou sem encaminhamento médico, de todas as idades, gêneros e condições físicas.

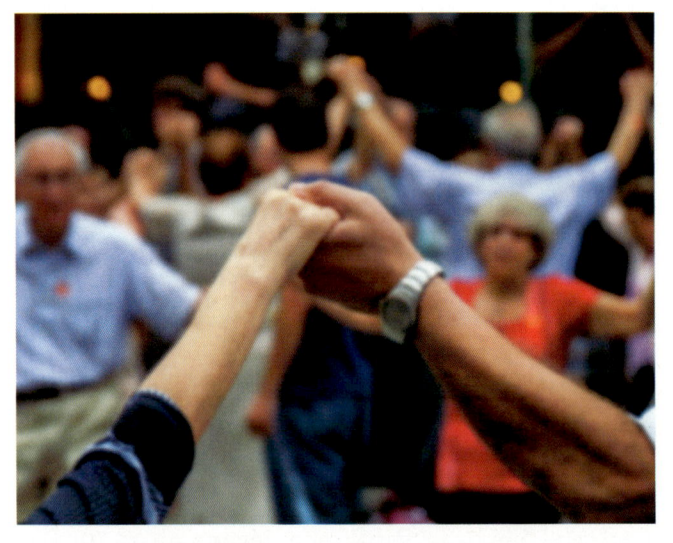

Naturopatia

Parte da premissa de que o ser humano tem uma capacidade intrínseca de autocura. Por isso, os naturopatas estudam o corpo, a mente e todo o histórico de vida do paciente para chegar às causas do sofrimento. Depois, recorrem a técnicas como nutrição, mudanças de comportamento, homeopatia, acupuntura e fitoterapia para tratar os problemas.

Indicada a pessoas de todas as idades, a naturopatia pode ajudar no alívio de enxaquecas, bronquite, alergias, dores menstruais, úlceras e muitas outras condições crônicas e agudas. A duração dos tratamentos varia de acordo com a profundidade do processo de investigação de cada paciente e, principalmente, com o quanto ele está disposto a mudar seus hábitos para ser agente da própria cura.

Shantala

De origem indiana, a shantala consiste no contato físico e harmônico entre mãe e bebê por meio de uma técnica de massagem milenar feita com óleo. Além de reforçar o vínculo familiar, a prática traz uma série de benefícios à criança, como o controle das cólicas típicas da idade e uma significativa melhora da insônia, digestão, circulação, tonicidade muscular e do sistema imunológico. A técnica foi difundida no Ocidente pelo obstetra francês Frederick Leboyer, durante a década de 1970.

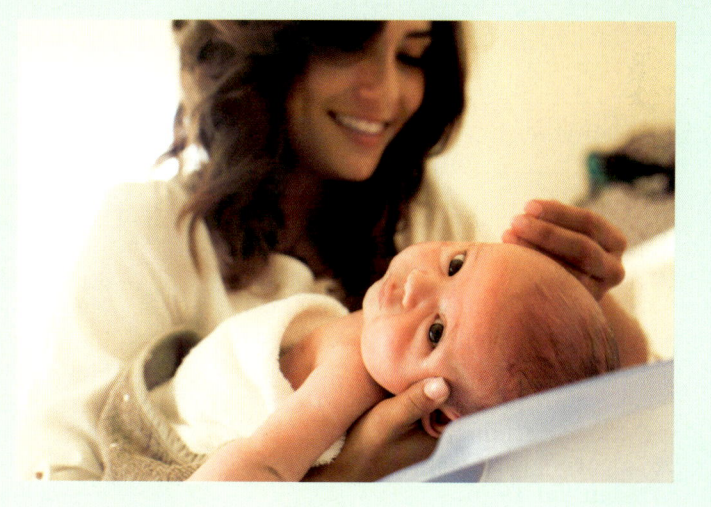

Devido ao grande número de nascimentos na região, a equipe de Saúde da Criança do Centro de Saúde Campo Belo (SP) passou a promover encontros de mães e bebês com profissionais especializados em sessões de shantala. Logo nas primeiras massagens foi possível perceber mudanças no comportamento dos pequenos, como melhor aceitação ao toque e profundo relaxamento.

Meditação

Há várias formas de meditar, mas a modalidade mais utilizada na rede pública de saúde é a da atenção plena (*mindfulness*), que ganhou espaço na medicina na década de 1970, quando o professor Jon Kabat-Zinn, da Escola Médica da Universidade de Massachusetts (EUA), testou a técnica em pacientes que sofriam de estresse e dores crônicas. Embora tenha raízes budistas, o mindfulness chega à saúde com uma roupagem laica, para se tornar mais inclusivo.

Recentemente, a técnica foi inserida na relação de Práticas Integrativas e Complementares do SUS por meio de um programa de extensão da Universidade Federal de São Paulo (Unifesp), conhecido como Mente Aberta. As sessões na capital paulista são realizadas no Centro Brasileiro de Mindfulness e Promoção da Saúde, que presta assistência a pacientes de todas as idades encaminhados por profissionais das Unidades Básicas de Saúde (UBSs).

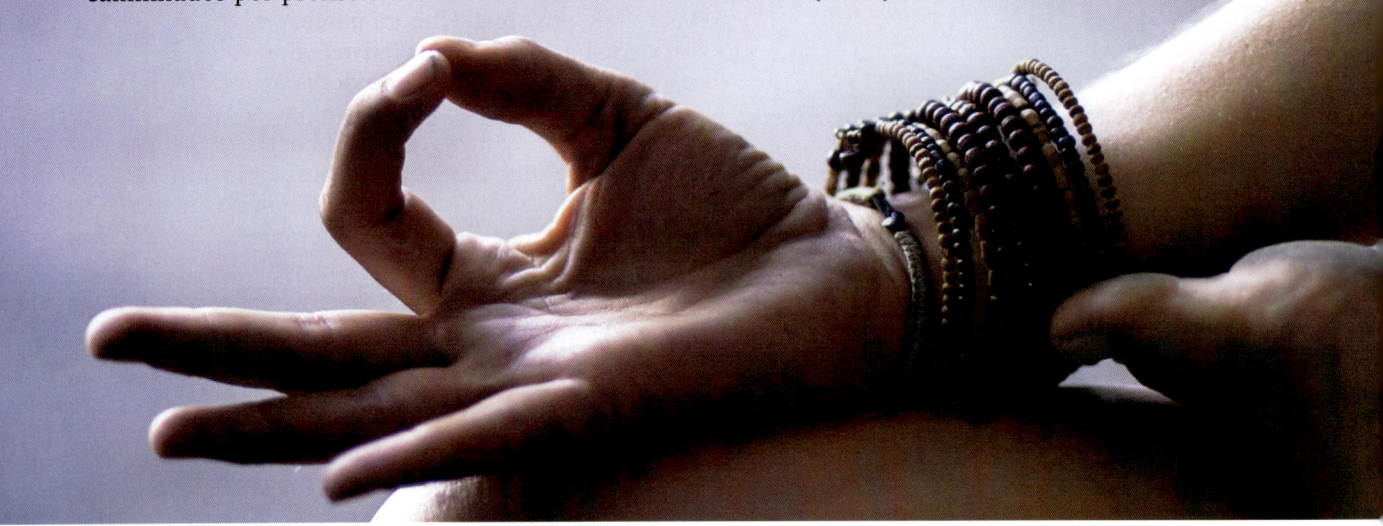

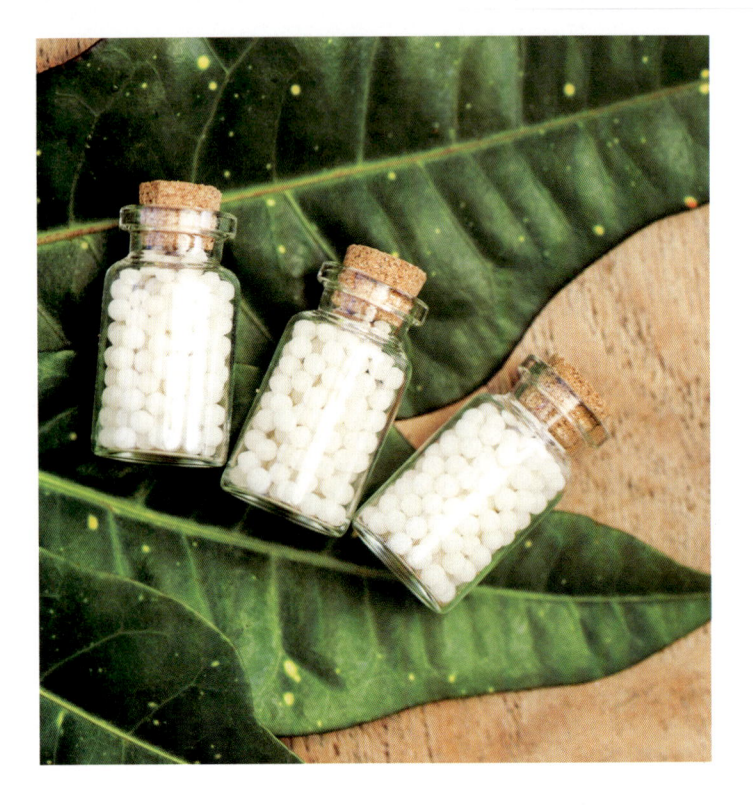

Homeopatia

Criada no fim do século 18 pelo alemão Samuel Hahnemann, a homeopatia baseia-se no princípio de que todas as substâncias presentes na natureza são capazes de curar os mesmos sintomas que produzem. Para tanto, são administradas doses altamente diluídas, geralmente na forma de comprimido, com o objetivo de estimular o sistema de cura natural do organismo.

Essa terapia tem efeitos positivos em casos de doenças crônicas não transmissíveis, problemas respiratórios, alergias e transtornos psicossomáticos. No entanto, o assunto não é bem compreendido pela população. Por isso, o Centro de Práticas Integrativas e Complementares (CPIC) criou o chamado Acolhimento: reuniões feitas antes do início do tratamento homeopático — indicado por um médico conveniado ao SUS — para esclarecer dúvidas relacionadas à prática.

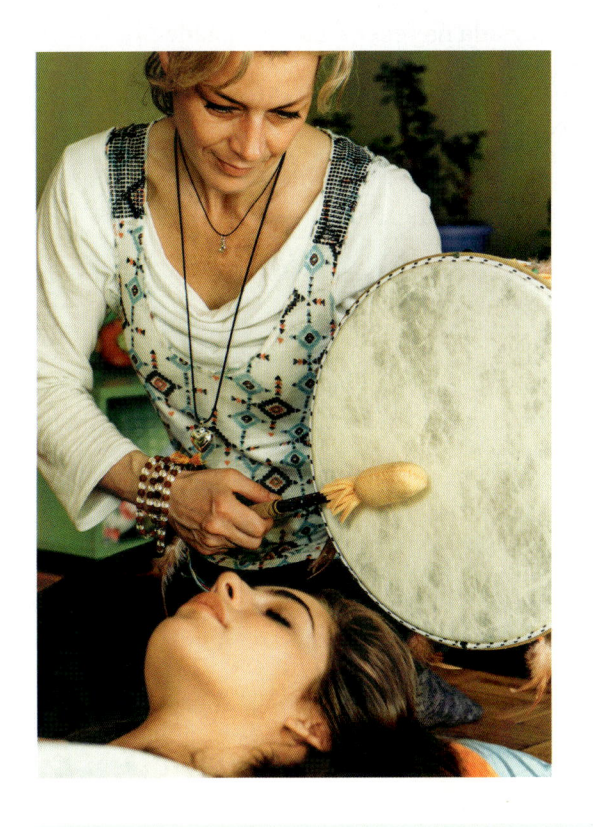

Musicoterapia

O musicoterapeuta lança mão de instrumentos musicais, canto e ruídos para compreender as necessidades físicas, emocionais, sociais e cognitivas de cada indivíduo, estimulando a expressão dos sentimentos por meio dos sons. Embora pareça lúdica, a atividade tem resultados efetivos para a redução do estresse e o alívio de dores agudas ou crônicas, além de ser indicada a pacientes com Alzheimer, doenças cardiopulmonares, dependência química e lesões cerebrais.

Em Campo Grande (MS), a Unidade Básica de Saúde da Família usa a musicoterapia em atividades práticas do Programa de Residência em Enfermagem Obstétrica da Universidade Federal de Mato Grosso do Sul. Além de relaxar e diminuir o constrangimento de mulheres durante os exames, a iniciativa fez crescer a procura por esses procedimentos preventivos, imprescindíveis à saúde feminina.

Osteopatia

Indicada a quem sofre de problemas articulares ou de tecidos, essa terapia manual baseia-se no exame clínico do paciente — por meio da anatomia, fisiologia e semiologia. Sem o auxílio de medicamentos ou cirurgias, a técnica trabalha ossos, músculos e articulações, proporcionando alívio em sintomas de **lombalgia, cervicalgia, dores de cabeça e nas articulações, hérnias de disco e limitações articulares.**

O Centro de Reabilitação em Pós-Operatório de Cirurgia Ortopédica e Saúde do Trabalhador, em Volta Redonda (RJ), foi o primeiro a oferecer o tratamento de osteopatia via SUS para melhorar a qualidade de vida de pacientes encaminhados pelas Unidades Básicas de Saúde. Batizado de Consultório da Dor, o projeto tem ajudado pessoas com diagnósticos de doenças crônicas e agudas a retomar o bem-estar.

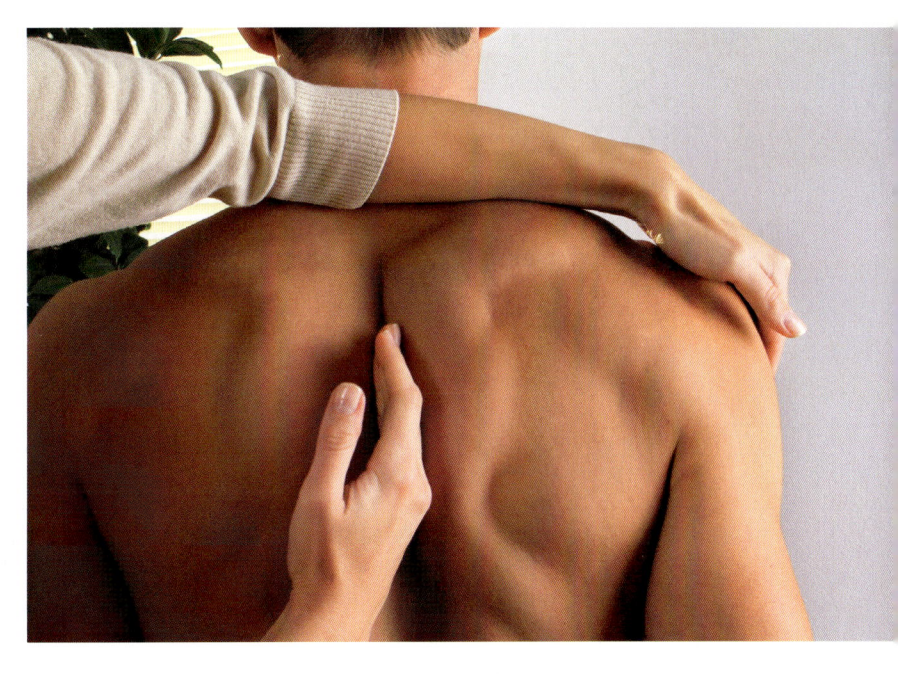

OUTRAS TERAPIAS

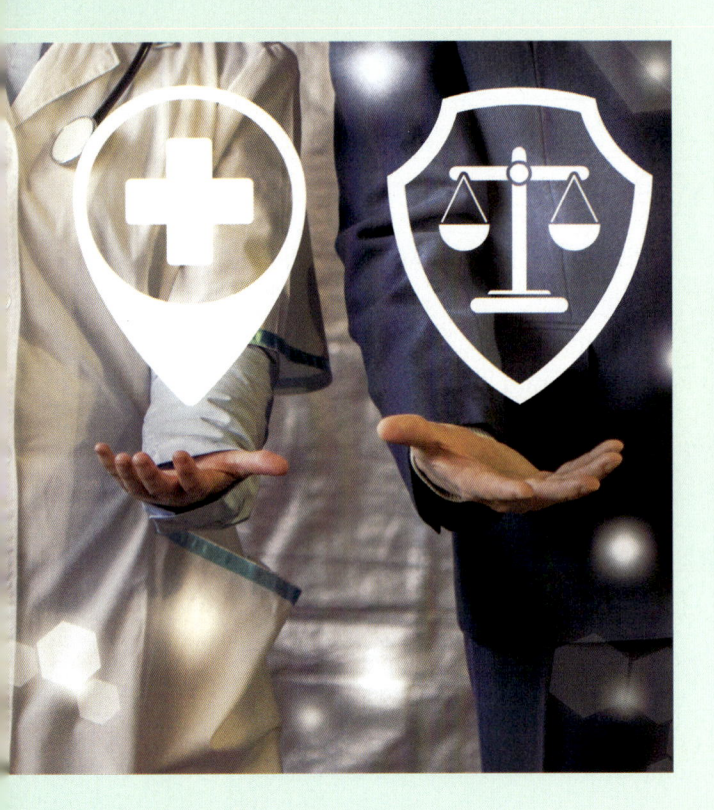

Terapia Comunitária Integrativa

Criada no Brasil pelo psiquiatra Adalberto de Paula Barreto na década de 1990, essa terapia praticada em grupo consiste em uma roda de partilha de experiências e sabedoria, na qual o acolhimento e o respeito são fundamentais. A abordagem tem como finalidade promover a atenção primária em saúde mental dentro de uma comunidade. Ao oferecer um espaço para a expressão sem risco de julgamentos e exclusão, a Terapia Comunitária Integrativa favorece o resgate cultural e a autoestima de populações.

Oferecida no SUS por meio de programas de Promoção e Prevenção em Saúde, a terapia já beneficiou diversos pacientes do Centro de Atenção Psicossocial Gutemberg Botelho, em João Pessoa (PB). Juntos, eles trabalharam estratégias de superação para questões como tristeza, solidão, ansiedade e revolta.

Ayurveda

Tudo o que acontece no seu corpo físico e emocional é resultado do que você ingere e da maneira como você pensa. Esse é o princípio da Ayurveda, que significa "ciência da vida" em sânscrito e se desenvolveu na Índia há milhares de anos.

Para começar, é feita uma análise do indivíduo por meio de exames físicos e do estudo de seu histórico de vida. A ideia é descobrir qual é o seu *dosha* — um perfil que classifica as pessoas de acordo com a personalidade, o funcionamento do organismo, características e necessidades. Ao descobrir se o *dosha* predominante é *Vata, Pitta* ou *Kapha,* o profissional define o tratamento mais adequado, que pode incluir métodos como sudação, massagens, desintoxicação, aplicação de óleos, plantas medicinais e dietas mais saudáveis, além das práticas de ioga e meditação, para alcançar o equilíbrio do corpo.

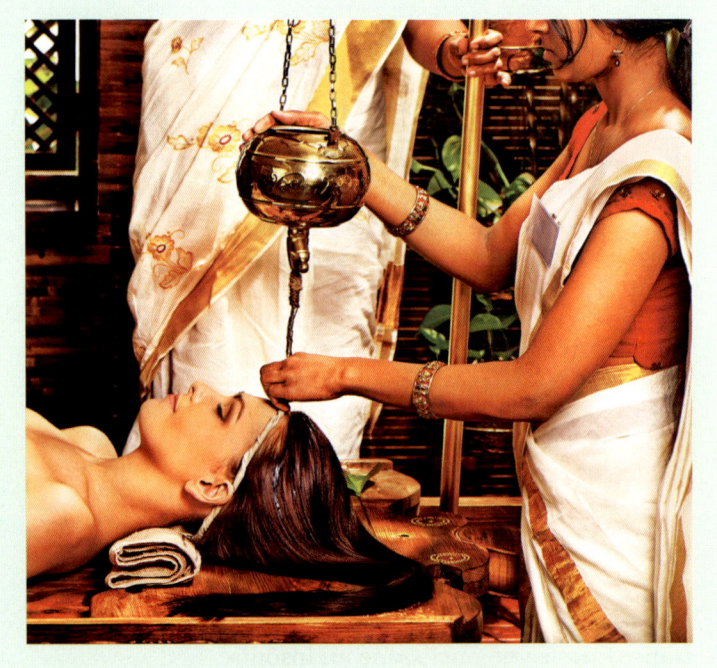

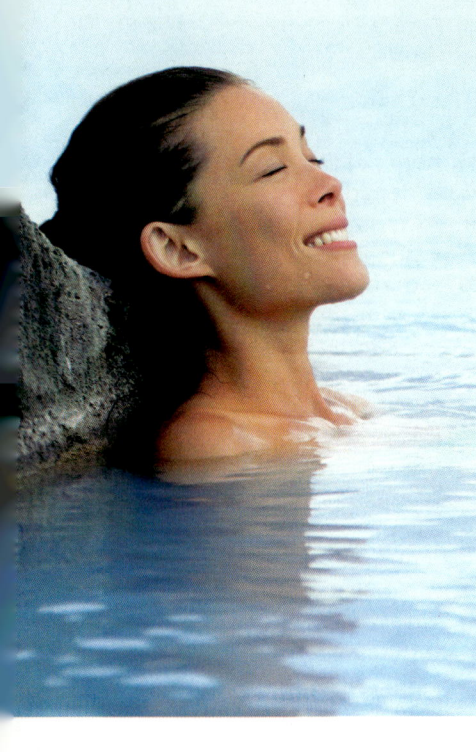

Termalismo social/crenoterapia

O termalismo é um dos procedimentos medicinais mais antigos da história. Consiste em usar a água mineral em temperaturas acima de 25ºC para manter ou restabelecer a saúde. Já a crenoterapia complementa tratamentos médicos por meio da ingestão, inalação ou imersão em águas minerais, sejam quentes ou não. O que diferencia a água mineral da comum é a maior concentração natural de sais e outras substâncias benéficas ao organismo.

As técnicas entraram na relação do Ministério da Saúde graças ao potencial brasileiro desse recurso terapêutico, que trata desde doenças reumáticas até afecções dermatológicas. Em Santo Amaro da Imperatriz (SC), o SUS oferece a terapia a pacientes com dores crônicas por meio do projeto Termalismo na Atenção Básica Catarinense. Eles são atendidos na estância de águas termais da cidade, conhecidas por seus efeitos analgésicos.

Reflexoterapia

Baseia-se na reflexologia, uma técnica terapêutica que identifica e trata distúrbios orgânicos e desequilíbrios emocionais por meio do estímulo e da aplicação de pressão nas terminações nervosas de pontos específicos dos pés ou das mãos.

Feita sempre por um fisioterapeuta ou acupunturista, a reflexoterapia parte do princípio de que todo o corpo se reflete nos pés e nas mãos. Por isso, quando esses pontos de reflexo são pressionados, pode-se melhorar o sistema imunológico e a circulação sanguínea, revigorar o organismo, aliviar tensões, reduzir inflamações, tratar transtornos como ansiedade ou insônia e muito mais, pois ativa-se o sistema de cura do corpo para que ele atinja o ponto natural de equilíbrio.

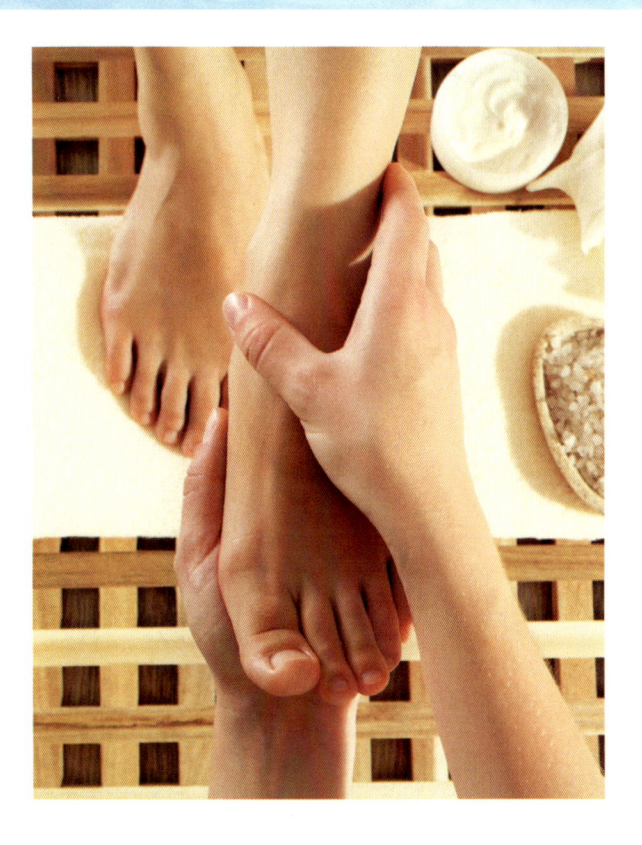

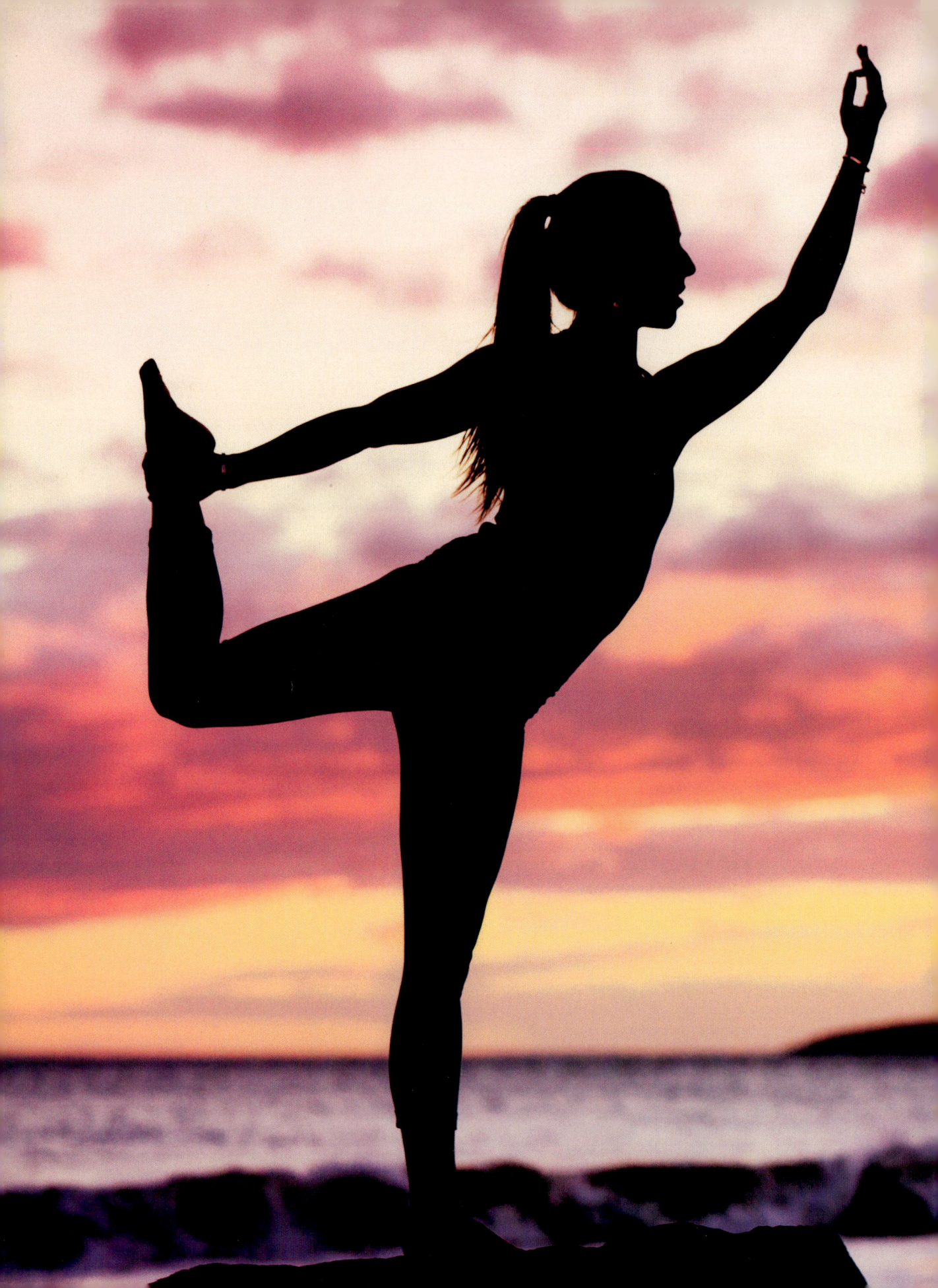

CAPÍTULO 7

EM CASO DE DÚVIDAS, *consulte aqui*

Especialistas respondem as perguntas mais frequentes sobre os fundamentos, benefícios e aplicações das práticas de pilates, ioga e treino funcional. Confira!

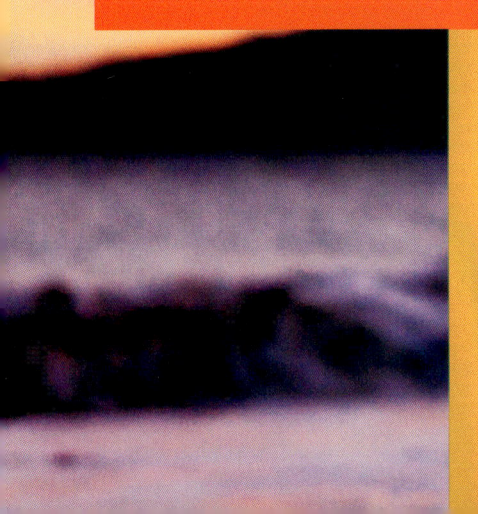

CAPÍTULO 7
EM CASO DE DÚVIDAS,
CONSULTE AQUI

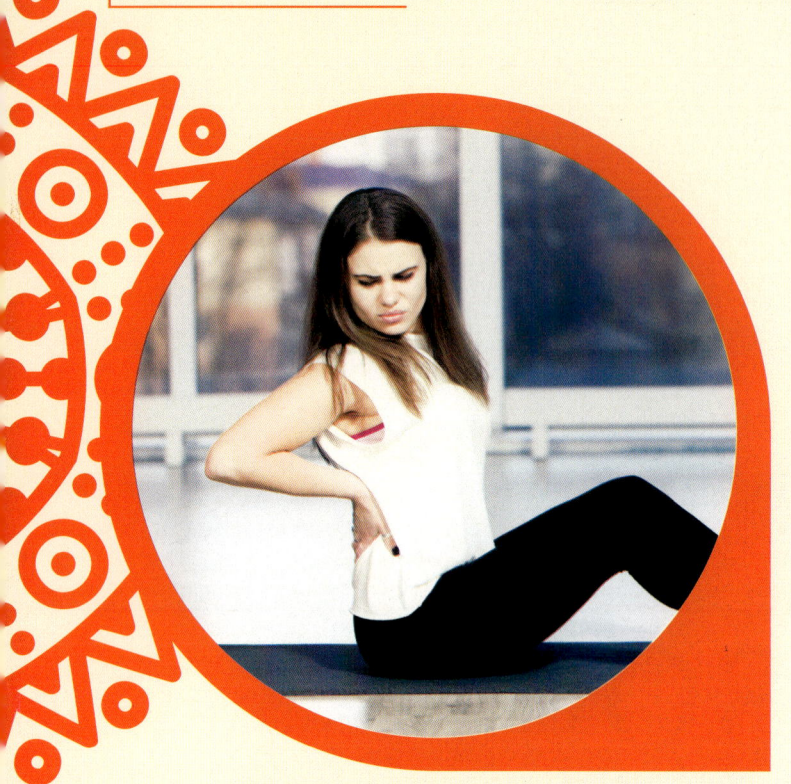

O pilates pode ser considerado uma forma de alongamento?

Sim. Segundo a fisioterapeuta Solaine Perinni, o alongamento se caracteriza pela prática de exercícios físicos com o fim de manter e/ou desenvolver a flexibilidade. Essa, por sua vez, é a máxima amplitude voluntária de uma ou mais articulações, sem risco de lesão. A todo momento, o alongamento é priorizado no pilates, direta ou indiretamente. E a flexibilidade é sempre do tipo ativa: "busca-se dar condições de obtenção da maior extensão possível de movimento que um determinado indivíduo seja capaz de realizar. Por isso, para cada praticante, deve ser adaptado o melhor tipo de exercício", explica Perinni.

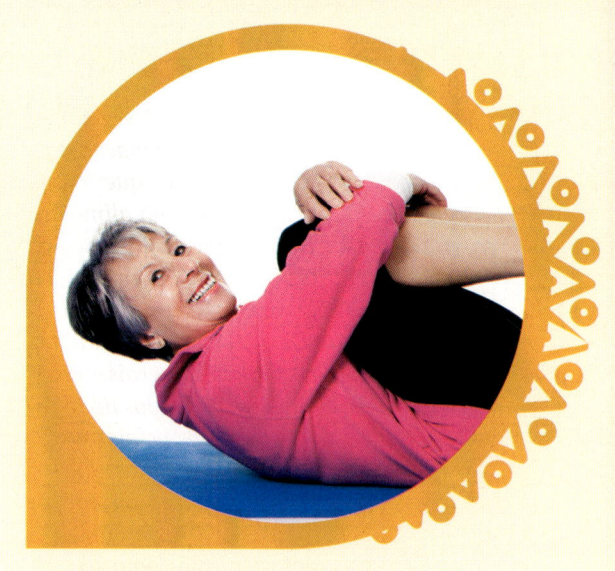

Praticar ioga pode causar algum tipo de lesão?

Sim, mas apenas quando praticado de forma errada. "É preciso respeitar os próprios limites", responde Danilo Santaella, professor de educação física especializado em ioga pela UniFMU. Segundo ele, o maior perigo são os danos à coluna. Por isso, iniciantes devem ter cuidado especial com posturas que exijam mais flexibilidade, força e concentração.

Pilates emagrece?

Roberta Martire, nutricionista da Clínica Esportiva, esclarece: "A modalidade não tem essa finalidade, mas pode ser combinada a uma alimentação saudável e equilibrada, que ajuda na perda de peso". Roberta ressalta a importância de comer de três em três horas, evitar longos períodos de jejum, apostar na variação do cardápio e lembra que o pilates trabalha força, portanto, suas necessidades diárias aumentam com o gasto calórico e, consequentemente, isso pode levar ao emagrecimento. Afinal, quanto mais massa muscular, mais acelerado fica o metabolismo do corpo e mais calorias são queimadas. Fora isso, em uma hora de aula, é possível eliminar de 200 a 400 calorias, de acordo com os exercícios praticados.

Existe alguma restrição de idade para o pilates?

O pilates pode ser benéfico para todas as idades e níveis de condicionamento físico. O método é como uma ponte entre o treino físico e o terapêutico, podendo ser adaptado, modificado e customizado para as necessidades de cada pessoa. Alguns movimentos avançados e sequenciais podem exigir muita energia e habilidade, enquanto outros podem ser realizados por qualquer pessoa. Então, é mais uma questão de condição física do que de idade. Uma pessoa com 75 anos, por exemplo, pode realizar um movimento no Cadillac enquanto um jovem de 20 anos não consegue um simples rolamento para baixo.

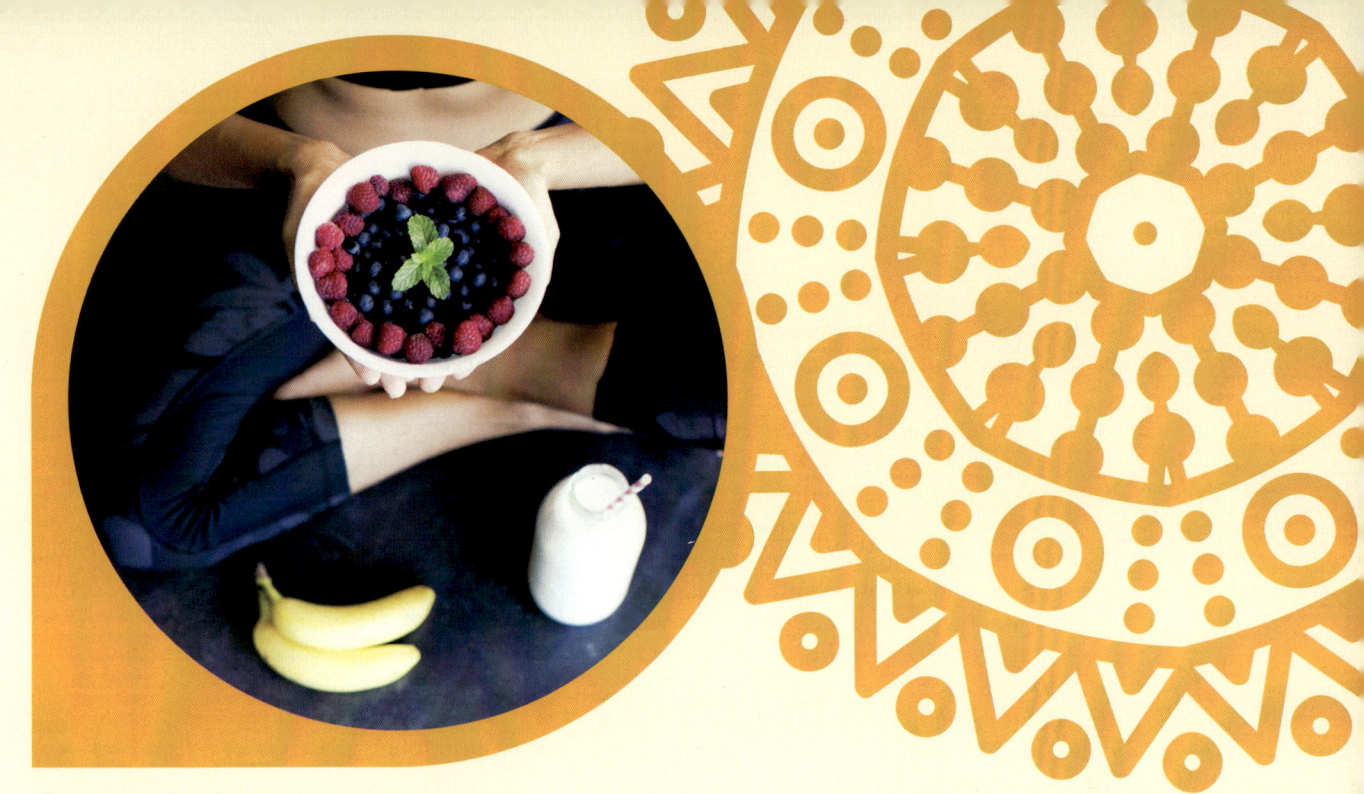

É preciso ser vegetariano para praticar ioga?

Não, o ioga não obriga ninguém a ser vegetariano. Você pode comer o que bem entender. Mas, se quiser aproveitar a totalidade do que o ioga tem para oferecer, recomenda-se uma alimentação saudável e mais biológica, que proporcione determinados nutrientes necessários em função do tipo de exercício; do teor de consumo de oxigênio e de gorduras; da quantidade/qualidade de proteínas, vitaminas e sais minerais ingeridos; do coeficiente de resíduos deixados no organismo etc. Além disso, um dos princípios éticos (yama) que integram os oito estágios para a plenitude refere-se a jamais matar ou causar dor a nenhuma criatura. Por essas e outras, o ioga recomenda o vegetarianismo como seu sistema alimentar, mas não o impõe.

Qual é o melhor método de pilates: Studio ou Mat?

Não se trata de um ser melhor que o outro. Os fundamentos do pilates podem ser realizados tanto no solo (Mat) quanto nos equipamentos (Studio). Contudo, aparelhos como Reformer, Cadillac e Chair incorporam a resistência das molas e trabalham os músculos de forma concêntrica e excêntrica, tonificando, esculpindo e alongando-os de uma forma segura. Alguns acessórios, como bandas elásticas, fitness circle e bolas suíças também possibilitam uma ampla variedade de exercícios que respeitam os fundamentos do pilates. Por isso, um programa completo pode envolver apenas exercícios sem acessórios ou utilizar vários deles. Nenhuma aula é igual à outra.

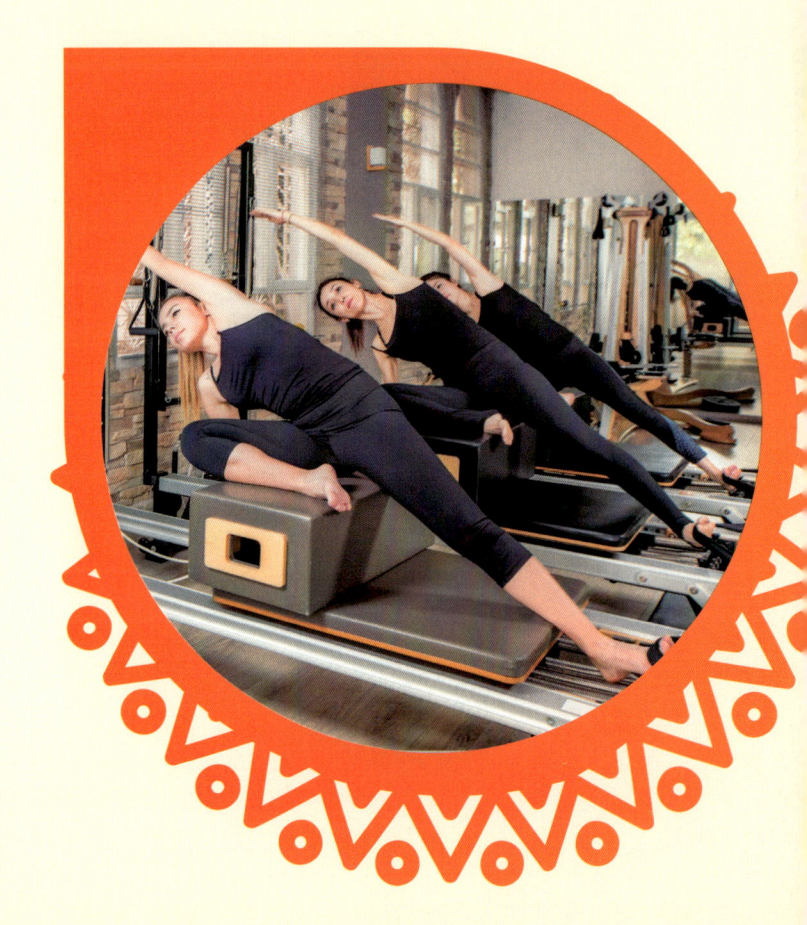

CAPÍTULO 7
EM CASO DE DÚVIDAS, CONSULTE AQUI

Qual a diferença entre pilates e treinamento funcional?

O pilates é um método de condicionamento físico e mental que, por meio de exercícios com movimentos suaves e de baixo impacto, proporciona alongamento e fortalecimento do corpo. Suas técnicas melhoram a respiração, diminuem o estresse e desenvolvem a consciência corporal. Já os treinos funcionais têm por objetivo melhorar os padrões de execução dos nossos movimentos ao realizar as tarefas no dia a dia, na academia e na prática de esportes. "No treino funcional, utilizamos os padrões fundamentais do movimento humano, como empurrar, puxar, girar e lançar, tendo como resultado um corpo equilibrado e forte, não necessariamente musculoso, porém pronto para enfrentar desafios e ficar mais resistente a lesões", diz André Cano Fernandez, educador físico do Fit Body Pilates Spa & Estética.

Há contraindicações para fazer pilates?

Não exatamente. O que existe é um trabalho conjunto com obstetras, geriatras, cardiologistas e outros profissionais da saúde para que gestantes, idosos e pessoas com problemas cardíacos, por exemplo, entre outras doenças graves, possam praticar sem correr qualquer risco. Assim, os exercícios de pilates não são contraindicados a esses grupos, apenas é necessária uma autorização do médico para a realização da atividade junto com um instrutor especializado na técnica.

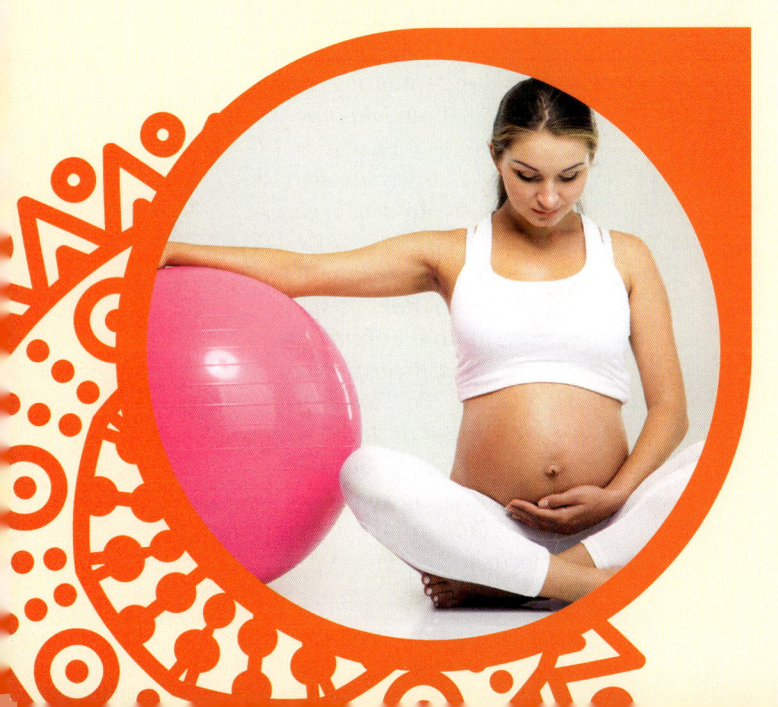

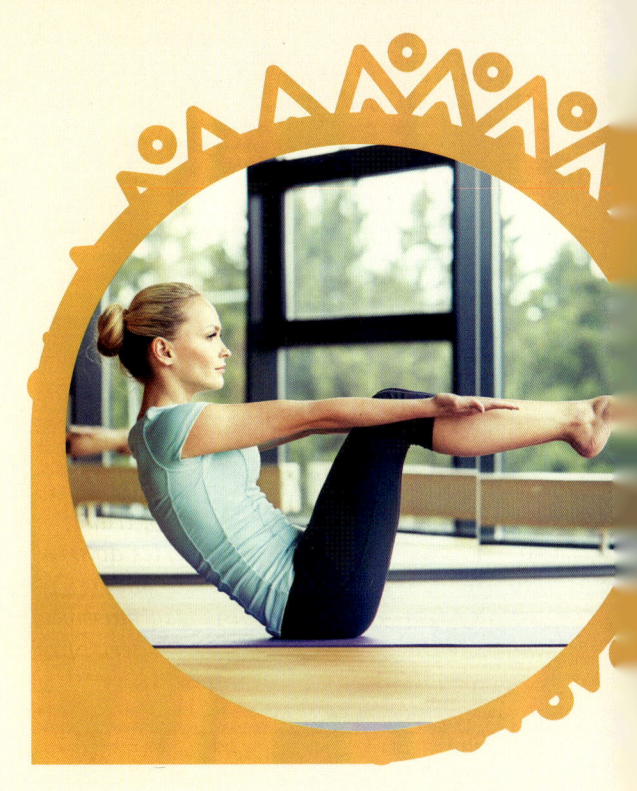

O corpo se acostuma com a mesma atividade?

Não. O corpo humano sofre uma adaptação ao estímulo da atividade física, e mantém um nível de condicionamento superior ao do sedentarismo. Se estímulos crescentes forem oferecidos, o organismo passa para outros patamares. Caso permaneçam os mesmos estímulos, fica-se com o trabalho de manutenção do condicionamento que foi conquistado. Portanto, continua fazendo efeito.

Posso praticar pilates tendo hérnia de disco?

Sim, a aula de pilates pode ser adaptada para as limitações de cada indivíduo. Mas é importante que, além de se preocupar o tempo todo com a postura correta, você passe por uma avaliação que definirá quais exercícios são contraindicados e quais devem ser incluídos na sessão para melhorar a patologia e a dor causada pela hérnia de disco.

O que mais difere uma academia de musculação do pilates tipo Studio?

Diferentemente da musculação, o pilates não trabalha com pesos. As resistências são feitas com molas ou o peso do próprio corpo. Outra diferença é que na musculação os movimentos e os exercícios são mais rápidos do que no pilates, que, por outro lado, trabalha com poucas repetições, várias séries do mesmo exercício e mais controle dos movimentos. Por isso, ganha-se tonificação muscular com o pilates, mas sem grandes hipertrofias como acontece na musculação.

Exercícios podem influenciar o ritmo do metabolismo?

A atividade física, em geral, acelera o gasto energético e, por isso, ajuda a pessoa a perder peso. Isso vale para qualquer tipo de exercício, seja aeróbico ou não. Além disso, o músculo gasta mais calorias que o tecido adiposo. Assim, quem é acostumado a se movimentar e possui uma proporção menor de gordura no corpo normalmente apresenta um metabolismo mais acelerado.

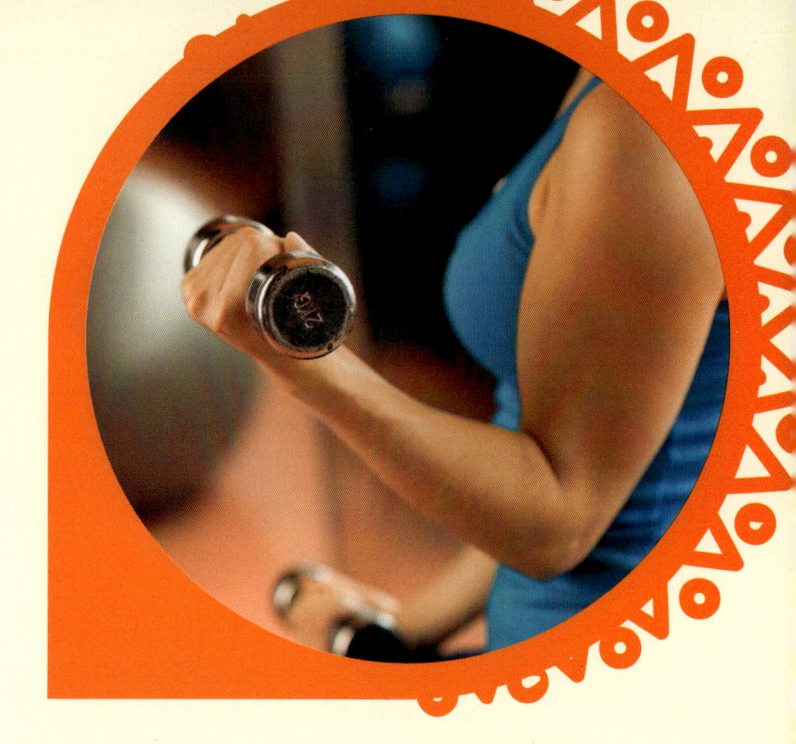

Costuma-se indicar o pilates para atletas?

Sim, é bastante recomendável, pois a técnica não só melhora o desempenho do atleta como ajuda a prevenir acidentes. Além disso, caso o esportista já possua lesões, a prática do pilates o ajudará a ter uma recuperação mais fácil e rápida.

Exercício só funciona quando sentimos dor?

Não. A dor tardia é reflexo da destruição do tecido muscular que foi submetido a um esforço não habitual. Se o trabalho executado provoca dor é porque o limite não foi respeitado ou o exercício não foi realizado de maneira correta. Por isso, escute sempre os sinais do seu organismo: "Aprenda a ouvir seu corpo, que reclama por meio da dor. Respeitar os limites é fundamental", diz Ricardo Nahas, médico do esporte do Hospital 9 de Julho (SP). Usar calçados adequados e roupas apropriadas à modalidade também ajuda na sensação de bem-estar.

ÍNDICE REMISSIVO

A
Acessórios de pilates 23
Acro Yoga 41
Acupuntura 12, 13, 85
Alimentação 11, 38, 72 a 81
Aromaterapia 12
Ashtanga Yoga 41
AVC 10, 20, 65, 70
Ayurveda 88

B
Bhakti Yoga 36
Benefícios do ioga 42, 43, 64 a 71
Benefícios do pilates 24, 25, 64 a 71
Benefícios do treino funcional 56, 57

C
Câncer 20, 65, 66
Chacras 38
Circulação sanguínea 13, 20, 24, 42, 85, 89
Concentração 25, 41, 43, 45, 68
Crenoterapia 89

D
Dança Circular Sagrada 84
Depressão 10, 46, 58, 59
Diabetes 10, 12, 60, 61, 65
Doenças cardiovasculares 12, 43, 65, 70, 71
Doenças gastrointestinais 12, 42
Dor de estômago 42, 47
Dores crônicas 20, 25, 28, 65, 85, 87
Dores nas costas 18, 25, 28, 29, 40, 43 a 46, 64, 65, 87, 92

E
Enfarte 13
Enxaqueca 65
Equilíbrio 18, 22 a 24, 39, 40, 45, 54, 55
Equipamentos de pilates 22, 23
Escoliose 65
Estresse 25

F
Flexibilidade 18, 24, 41, 42 a 45, 54, 92
Florais 12

G
Gravidez 20, 25

H
Hatha Yoga 36, 41
Hérnia de disco 20, 94
Hinduísmo 34, 35
Hiperatividade 68
Hipertensão arterial 10, 13, 20, 24, 43, 48, 49, 71
História do pilates 16, 17
História do ioga 34, 35
História do exercício funcional 52, 53
Homeopatia 85, 86
Hot Yoga 98

I
Imunidade 13, 42, 85, 89
Incontinência urinária 20, 42
Insônia 12, 13, 25, 41, 43, 44, 85, 89
Ioga 13, 32 a 49, 64 a 71, 75, 79, 79, 92 a 95
Ioga para crianças 68, 69
Iyengar Yoga 40

J
Jnana Yoga 37

K
Karma Yoga 36
Kriya Yoga 37, 38
Kundalini Yoga 37, 40

M
Mat Pilates 23
Meditação 12, 13, 43, 86
Memória 12, 43, 67
Musicoterapia 87

N
Naturopatia 85
Nutrição 11, 72 a 81

O
Osteopatia 87
Osteoporose 20, 25, 30, 31, 66

P
Parkinson 28
Pilates 14 a 31, 65 a 71, 75 a 77, 92 a 95
Power House 20, 23
Power Yoga 41
Pranayama 37, 38
Práticas Integrativas e Complementares 12, 13, 82 a 89
Pressão arterial 10, 13, 20, 24, 48, 49, 71

R
Raja Yoga 36, 41
Reflexoterapia 89
Respiração 13, 18, 25, 37, 38, 41, 42, 65
Ritmo cardíaco 13

S
Sexo 25
Shantala 85
Studio 22, 23
SUS 82 a 89
Swasthya Yoga 41

T
Terapia Comunitária Integrativa 13, 88
Termalismo Social 89
TPM 28, 46, 67
Transtorno bipolar 64
Treino Funcional 50 a 61, 64 a 71, 74, 80, 81, 92 a 95

COLABORADORES

A

ALICE BECKER DENOVARO
Coreógrafa e bailarina
(71) 3381-8000
physiopilates.com

AMBULATÓRIO DE DOR DA UNIVERSIDADE FEDERAL DA BAHIA
complexohupes.ufba.br

AMIT GOSWAMI
Físico e místico quântico
amitgoswami.com.br

ANA LUISA MATSUBARA
Instrutora de ioga
iyengaryogasaopaulo.com.br

ANDERSON GOUVEIA
Diretor do Centro Cultural de Yoga Perdizes
(11) 2538-8606

ANDRÉ CANO FERNANDEZ
Educador físico do Fit Body Pilates Spa & Estética
fitbodypilates.com.br

ANDRÉ SIQUEIRA MATHEUS
Gastroenterologista
(11) 3052-0732
asmatheus.site.med.br

ANDREZZA FERNANDES
Nutricionista funcional
andrezzafernandesnutri.blogspot.com.br

ANNA IVANOV
Presidente da Associação Internacional dos Professores de Yoga (IYTA)
iyta@yogateachers.com.br

ANTÔNIO CLAUDIO FRETZ
Fisioterapeuta e instrutor de pilates
mahapilates.com.br

ANTONIO TIGRE
Professor de ioga
antoniotigre.blogspot.com.br

ASSOCIAÇÃO BRASILEIRA DE PILATES (ABP)
abpilates.com.br

ASSOCIAÇÃO BRASILEIRA DE PROFISSIONAIS DE YOGA
abpyrio.wixsite.com

ASSOCIAÇÃO INTERNACIONAL DOS PROFESSORES DE YOGA (IYTA)
(11) 3666-7917
iyta.com.br

B

BRUNA GRANDINI
Educadora física
(11) 5083-3218
dotpilates.com.br

C

CARLOS EDUARDO RODRIGUES
Professor de educação física e proprietário da Academia Caê Rodrigues
caerodrigues.com.br

CENTRO DE MINDFULNESS E REDUÇÃO DE ESTRESSE DO RIO DE JANEIRO
(21) 2523-9572
brasilmindfulness.com

CENTRO CULTURAL DE YOGA PERDIZES
(11) 2538-8606

C.H.E.K. INSTITUTE
chekinstitute.com

CHRISTIAN BARBOSA
Gestor de tempo
christianbarbosa.com.br

CLÍNICA FRANCO E RIZZI
(11) 3845-5820
francoerizzi.com.br/clinica

CRISTIANO TEIXEIRA DA CRUZ
Professor de educação física
bioritmo.com.br

D

DANIEL MAGNONI
Cardiologista
idpc.org.br

DANILO SANTAELLA
Professor de educação física especializado em ioga
usp-br.academia.edu/daniloforghierisantaella

DEEPAK CHOPRA
Médico e professor de ayurveda e espiritualidade
deepakchopra.com

DEPARTAMENTO DE PRÁTICAS INTEGRATIVAS E COMPLEMENTARES NO MINISTÉRIO DA SAÚDE
(61) 3315-9034
pics@saude.gov.br

DOT PILATES
(11) 5083-3218
dotpilates.com.br

E

ELAINE DE PÁDUA
Nutricionista
dnanutri.com.br

ELAINE LILLI FONG
Terapeuta psicocorporal
(11) 3741-0199
elainelilli.com.br

ELVIRA MEDEIROS
Fisioterapeuta e instrutora de pilates
pilatesfirststudio.com.br

F

FABIO ROMANO
Terapeuta corporal
fabioromanocorpoemente.wordpress.com

FERNANDA MACHADO SOARES
Nutricionista
(21) 3042-5718
fernandamachadosoares.com.br

FIRST STUDIO PILATES
pilatesfirststudio.com.br

I

INSTITUTO UNIÃO
institutouniao.com.br

J

JACOB JEHUDA FAINTUCH
Cardiologista
(11) 3287-7174

JOSÉ CARLOS PAREJA
Gastroenterologista
(19) 3212-3330
obesidadesevera.com.br

L

LUCIA SANDRI
Professora de ioga
institutosandri.com.br

M

MAHESH CHARU SARVA SWAMI
Presidente da SBY
contato@sociedadebrasileira-deyoga.com

MARCOS ROJO RODRIGUES
Professor do Centro de Práticas Esportivas da USP
marcosrojo.com.br

MARIANA DURO
Nutricionista funcional
(11) 3832-1062
marianaduro.com.br

MICHAEL BREUS
Psicólogo
thesleepdoctor.com

N

NATÁLIA BISCONTI
Nutricionista
(11) 3845-5820
francoerizzi.com.br/clinica

NATIONAL SLEEP FOUNDATION
sleepfoundation.org

NÚCLEO DE CUIDADOS INTEGRATIVOS DO HOSPITAL SÍRIO-LIBANÊS
(11) 3394-5007
hospitalsiriolibanes.org.br

P

PATRICIA BUENO
Especialista em pilates
studiopilatespatriciabueno.com

PAULA GISSONI
Fisioterapeuta
pgfysio.net

PAUL CHEK
Treinador físico
chekinstitute.com

PLÍNIO CUTAIT
Coordenador do Núcleo de Cuidados Integrativos do Hospital Sírio-Libanês
pliniocutait.com.br

PURE PILATES
purepilates.com.br

R

RICARDO NAHAS
Médico do esporte
hospital9dejulho.com.br

S

SANDRA REIS DUARTE
Pneumologista
(82) 3311-6666

SÉRGIO BORGES
Educador físico
purepilates.com.br

SÉRGIO MACHADO
Fisioterapeuta
metacorpuspilates.com.br

SOCIEDADE BRASILEIRA DE ALIMENTAÇÃO E NUTRIÇÃO (SBAN)
(11) 3297-0799
sban.org.br

SOCIEDADE BRASILEIRA DE YOGA INTEGRAL (SBY)
sociedadebrasileiradeyoga.com

SOLAINE PERINNI
Fisioterapeuta
abpilates.com.br

U

UNICAMP
unicamp.br

UNIFESP
unifesp.br

UNIVERSIDADE DA CALIFÓRNIA
universityofcalifornia.edu

UNIVERSIDADE DE CHICAGO
uchicago.edu

UNIVERSIDADE HARVARD
harvard.edu

USP
www5.usp.br

5 CURIOSIDADES
SOBRE PILATES E IOGA

Uma modalidade de ioga que tem feito sucesso no Brasil é o Hot Yoga. O diferencial está na sala, que permanece aquecida a 40ºC durante os 90 minutos de aula. Seus benefícios vão desde a desintoxicação do corpo por meio da abertura dos poros, passando pela melhora da força, até a reorganização da gordura nas estruturas musculares. Além disso, o calor aumenta a flexibilidade do corpo, reduz o risco de lesões e permite que se queime até 1.000 calorias por sessão.

2
Em 1918, quando a pandemia do vírus Influenza fez inúmeras vítimas mundo afora, os adeptos do método criado por Joseph Pilates passaram ilesos. Nenhum praticante foi vítima da gripe espanhola. Pilates dizia que sua técnica fez com que ele nunca mais se machucasse ou tomasse uma aspirina.

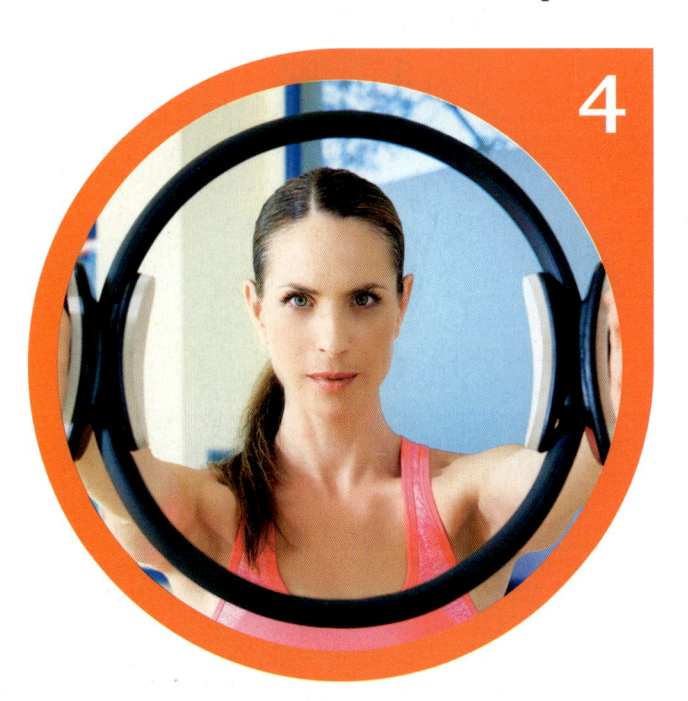

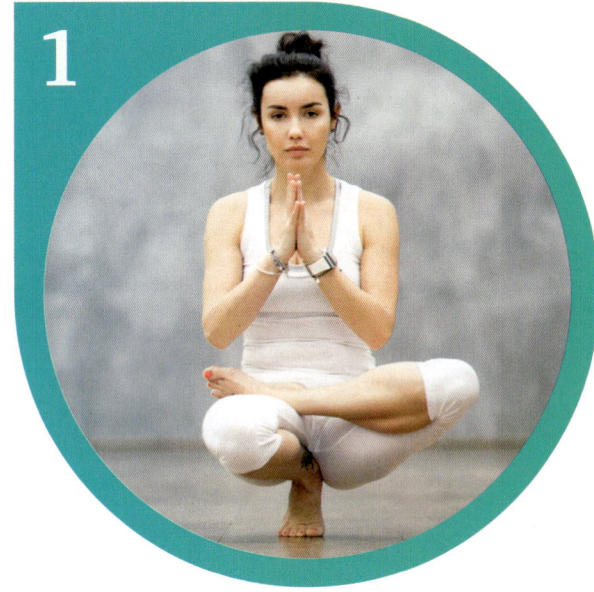

3
O pilates foi criado inicialmente para homens. Naquela época, exercícios físicos mais vigorosos eram vistos como "coisa de menino". As mulheres só passaram a praticá-lo após a popularização do método, que começou nos Estados Unidos.

O Magic Circle, um dos acessórios de pilates mais famosos, foi inventado a partir do arco de metal que segura os barris de cerveja. A ideia era que fosse forte e flexível o suficiente para ser manuseado e gerar a resistência muscular necessária.

5
Há vários aplicativos para aprender ioga. Um deles é o Daily Yoga, que soma 500 poses voltadas a quem quer emagrecer. Já no app Yoga, quem define o objetivo é o usuário, que pode escolher entre posturas para perder peso, ter flexibilidade ou aliviar o estresse. Ambos são gratuitos.